암세포 저격수
비타민 B17

Russian edition(러시아, 2011년 출간)
Czech edition(체코슬로바키아, 2011년 출간)
Croatia edition(크로아티아, 2011년 출간)
Norwegian edition(노르웨이, 2006년 출간)
German edition(독일, 2005년 출간)
Japanese edition(일본, 1978년 출간)

World Without Cancer; The Story of Vitamin B17
Copyright ⓒ 2010 by G. Edward Griffin
Original edition published by America Media, USA.
Korean translation right arranged with G. Edward Griffin through PLS Agency, Seoul
Korean translation editon ⓒ 2018 by forbook Publishing Co., Korea.

이 책의 한국어판 저작권은 PLS를 통한
저작권자와의 독점 계약으로 'for book'에 있습니다. 저작권법에 의하여
한국어판의 저작권 보호를 받는 서적이므로 무단 전재와 복제를 금합니다.

World Without Cancer-Anticancer Vitamin B17

암세포 저격수 비타민 B17

G.에드워드 그리핀 지음 | 석혜미 옮김

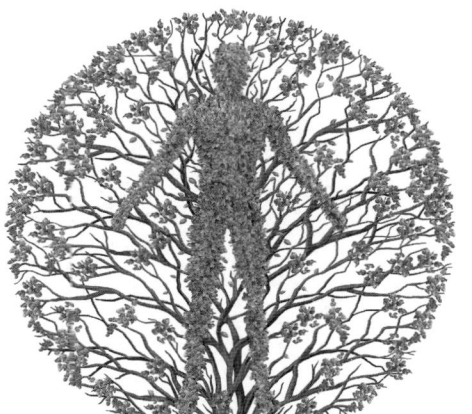

for book

● 머리말

그들이 도대체 누구라는 겁니까?

이 책의 초판이 출간된 이후 '암'이라는 무대 위에 대단한 연극이 상연되고 있다. 초연에 참여했던 배우들은 떠나고 이제는 후임들이 그 자리를 채웠다. 하지만 연극의 줄거리는 바뀌지 않았다. 이 연극의 줄거리는 다음과 같다.

매년 수많은 미국인들이 레이어트릴[Laetrile : 살구, 복숭아 등의 씨에서 추출한 비타민 B17('아미그달린'이라고도 함) 성분을 추출하여 정맥 주사용으로 만든 항암 치료제를 말한다.] 치료를 받기 위해 멕시코와 독일로 떠난다. 이들이 해외로 나가는 이유는 레이어트릴 치료가 미국에서는 금지되어 있기 때문이다. 이들 대부분은 말기 암환자들이며, 살날이 몇 개월 남지 않은 시한부 선고를 받은 사람들이다. 그런데 놀랍게도 이들 중 많은 암환자들이 병세가 회복되어 정상적인 삶을 살아가고 있다. 하지만 미국 식품의약국FDA, 미국 의사회AMA, 미국 암학회ACS와 각종 암 연구소들은 레이어트릴은 '돌팔이 약물'이며, 레이어트릴 치료를 받고 회복된 암환자들에 대해서는 암이 '자연 발생적으로 소멸되었거나 애당초 암이 없었던 사람들'이라고 비난한다.

레이어트릴 치료를 받던 암환자가 죽게 되면 기존의 의료계를 대변하는 사람들은 그 즉시 나서서 이렇게 단정한다.

"보시오. 레이어트릴은 효험이 없지 않소!"

한편, 수많은 암환자들이 수술, 방사선, 화학 요법 치료를 받은 후 세상을 떠나지만, 이런 치료법들은 여전히 '안전하고 효과적인' 방법으로 알려지고 있다.

암환자가 레이어트릴 치료를 받으려면 적게는 5천 달러, 많게는 3만 달러가 필요한데, 이는 상당히 큰돈이다. 하지만 정통 의학의 표준 치료에 드는 천문학적인 비용에 비하면 아주 작은 비용에 불과하다. 그럼에도 불구하고 의료계는 레이어트릴을 처방하는 의사들은 탐욕스러운 돌팔이이며, 아프고 겁에 질린 사람들로부터 이윤을 취하는 협잡꾼이라고 줄기차게 비난한다. 이것이야말로 '사돈 남 말한다'는 옛말이 딱 들어맞는 경우다.

요즘은 배우자를 암에서 구하겠다는 일념으로 노부부가 평생 모은 돈을 다 털어 가며 유명 병원이나 의사를 찾아다닌다. 이런 헛된 노력을 기울이는 사례를 쉽게 볼 수 있다. 심지어는 암 치료비를 감당하기 위해 집을 파는 사례도 있다. 이런 이야기를 들을 때마다 사람을 화나게 하는 것이 있다. 그것은 장기적인 치료를 하더라도 암을 고칠 확률이 매우 낮다는 사실을 의사들은 이미 알고 있다는 점이다. 하지만 환자의 보호자에게는 이런 사실을 거의 알리지 않는다.

레이어트릴 논쟁은 1970년대에 처음 시작되었다. 그 당시의 상황과 지금 상황의 실제적인 차이는 단 하나다. 지금은 언론이 이에 대한 관심을 잃었다는 것이다. 언론에 다루어지는 횟수가 줄어들면서 마치 레이어트릴의 효능이 떨어진 것 같은 인상을 주고 있다. 그러나 이는 사실과 전혀 다르다. 레이어트릴 치료를 받는 암환자는 여전히 많다.

언론에서는 레이어트릴을 무시하고 있는데, 그 이유는 언론의 관심을 받을수록 레이어트릴의 인기가 높아지기 때문이라는 지적이 있다. 하지만 언론에서 부정적으로 보도하더라도 암환자들은 '어디 한번 해보자!'는 심리를 갖는다는 점이다. 어차피 사형선고를 받은 입장인데, 무엇이 두렵겠는가? 그래서 멕시코에 있는 병원들만 문전성시를 이루었다. 언론이 레이어트릴을 다루지 않는 또 다른 이유는, 논쟁은 계속되어 왔지만 실체적인 새로운 기사거리가 없기 때문일 것이다. 드러나는 사건은 모두 이전에 있었던 논쟁과 맥락이 같다. 세력 다툼의 양상 또한 동일하다.

예를 들면, 1977년에 채드 그린Chad Green의 부모는 아들을 납치하다시피 해서 멕시코로 끌고 갔다. 백혈병을 앓고 있는 아들에게 방사선과 화학요법 치료를 강요하는 매사추세츠의 공무원들을 피하고 싶었기 때문이다. 부모는 영양 치료법을 선호했다. 그러나 미국인들은 자신과 가족을 위한 최선의 치료 방법 결정 권한을 정부에게 주었고, 그로 인해 엄청난 대가를 치르게 되었다. 아무리 부모라도 정부에 맞서는 선택을 하면 이런 일이 벌어진다. 이익 단체들이 법을 만들 수 있을 정도의 정치적 힘을 갖게 되면 결국 그 이익 단체들이 우리에게 이래라 저래라 간섭하게 된다. 물론 우리를 보호한다는 허울 좋은 명분을 들이대면서 말이다.

백혈병 치료를 위해 멕시코로 건너간 채드 그린의 이야기는 일간지의 헤드라인을 장식했다. 그러나 불행히도 그 후로 수많은 다른 아이들에게 같은 일이 일어났을 때, 언론에서는 보도하지 않았다. 1999년에 제임스와 도나 나바로 부부는 네 살 된 아들 토마스에게 악성 뇌종양이 있다는 사실을 통보받았다. 수술을 받은 후 토마스는 말을 할 수 없게 되었고, 볼 수도 걸을 수도 없게 되었다. 의사들은 방사선 치료와 화학 치료를 병행해야 한다고 토마스의 부모에게 말했다. 아이의 부모는 치료와 관련된 자료들을 찾아 분석한 결과 아이의 장기적인 생존은 불가능하며, 기존의 치료법들이 뇌 기능을 더욱 손상시킬 것이라는 결론에 도달했다.

그래서 토마스의 부모는 휴스턴에 있는 스태니슬로 버진스키 Stanislaw R. Burzynsky 연구소에서 제공하는 대체 치료법에 도전해 보기로 결정했다. 그런데 이 시점에 FDA가 개입하게 된다. 아이가 방사선과 화학 치료를 받기 전에는 대체 치료를 받게 할 수 없다고 나선 것이다. 나바로 씨는 FDA의 조치에 대한 답답함을 이렇게 호소했다.

"아이가 그 끔찍한 치료를 먼저 받게 되면, 그나마도 남아 있던 것들이 사라진다는 걸 그 사람들은 이해하지 못해요."

나바로 씨가 의사들의 요구에 응하지 않자 병원 관계자로부터 협악한 전화를 받았고, 의료계의 한 의사는 부모를 상대로 소송을 걸겠다고 협박했다. 하지만 나바로 씨가 계속 거부하자 그 의사는 실제로 아동보호기관에 토마스의 부모를 아동학대죄로 고발했다.

1980년에 영화배우 스티브 맥퀸Steve Mcqueen은 레이어트릴 치료와 함께 대체의학 치료를 받으러 멕시코에 갔다가 뉴스에 등장하게 된다. 그로부터 4개월 후, 수술을 받은 맥퀸이 세상을 떠나자 미국 언론은 레이어트릴이 효과가 없다는 것을 장황하게 보도했다. 그러나 언론에서 보도하지 않은 사실이 있었다. 레이어트릴 치료를 통해 맥퀸의 암은 완치된 상태였고, 그의 복부에 암세포가 없는 종양만 남아 있었다는 것이다. (대부분의 종양은 암세포 조직과 비암세포 조직이 혼재되어 있다.) 맥퀸은 암 치료 후 상태가 매우 좋았다고 하며, 미용 목적으로 성형 수술을 받고 나서 합병증이 발병해서 사망했다고 한다. 암 때문에 사망한 것이 아니라, 성형 수술 후의 합병증이 원인이었던 것이다. 그럼에도 수술 이전에 암이 치료되었다는 이야기는 주요 언론 그 어디에서도 발견되지 않았다.

결과적으로, 스티브 맥퀸 이야기를 접한 미국인들은 레이어트릴 치료를 의료계의 장난이라고 더욱 확고히 믿게 되었다. 하지만 이 이야기도 새로운 주제는 아니다. 레이어트릴에 대한 언론의 편파 보도는 처음부터 있었다. 이제는 레이어트릴 관련 보도에 고정 불변의 요소가 된 주제가 연장되었을 뿐, 오늘날까지도 계속되고 있다.

이 책이 처음 출간된 이후로 많은 일들이 일어났지만, 기본적인 내용의 틀은 동일하게 남아 있다. 이번 개정판을 최신 정보로 업데이트하기 위해 검토할 분량이 많지 않았다는 점은 참으로 슬픈 일이다. 암 치료를 위한 선택의 자유에는 여전히 먹구름이 드리워져 있다.

'레이어트릴'이라는 단어를 처음 들었던 때는 1971년 여름이었다. 그 당시에 나는 (지금은 고인이 된) 존 리처드슨 박사와 함께 오리건으로 휴가를 가서 아름다운 자연을 즐겨 보려고 시도했었다. 굳이 시도했었다고 언급하는 이유는 우리의 훌륭한 의사 선생님께서는 아주 진지한 분으로서 서류 가방을 들고 휴가를 오셨기 때문이다. 그 가방에는 낚시 장비가 아니라 가공할 만한 양의 서신과 연구 논문이 들어 있었다. 그 자료는 '인간의 암 치료에서 L-만델로니트릴-글루큐로니사이드의 효과(L-mandelonitrile-beta- glucuroniside in the Treatment of Human Cancer)'라는 예상 밖의 주제에 관한 것이었다.

솔직히 나는 이 주제에 대해 전혀 관심이 없었다. 나에게는 무성한 푸른 숲과 재잘거리는 시냇물이 훨씬 더 마음에 와 닿았다. 그럼에도 불구하고 내 곁에 있던 리처드슨 박사는 요지부동이었다. 그는 레이어트릴에 대해 계속 이야기하면서 자신이 쓴 원고의 초고를 반드시 읽어야 한다고 강조했다. 그러고는 그 내용이 세상에 알려질 수 있도록 해야 한다고 주장했다.

나는 그의 원고를 읽으면서 처음으로 알게 되었다. 비타민 요법이 암 치료에 효과가 있다는 근거가 넘치도록 존재함에도 불구하고, 그러한 사실이 알려지지 않도록 힘을 쓰는 강력한 권력 또한 분명히 존재한다는 것을 말이다. 물론 처음 듣는 나로서는 이해하기가 쉽지 않은 추정이었다. 이런 가정을 처음 들었을 때, 내 반응은 회의적이었다. 그래서 이런 이야기를 들으면 누구나 던질법한 질문을 했다.

"존, 그들이 누구라는 겁니까? 도대체 누가 암 치료법을 알리지 못하도록 방해한단 말입니까?"

이 질문을 던짐과 동시에 내 관심에 발동이 걸려 버렸다. 마침내 나는 이 주제에 빠져들게 되었던 것이다. 그 당시에는 나도 믿지 않았지만, 나는 이미 20세기의 가장 탄복할 만한 사건을 파헤치는 여정에 발을 들여놓은 것이었다. 이 책의 야심찬 목적은 적어도 이 사건의 하이라이트 부분이라도 독자 여러분에게 보여주는 것이다. 그래서 내가 처음 던졌던 "존, 그들이 도대체 누구죠?"라는 질문에 답하는 것이다.

G. 에드워드 그리핀

● **차례**

머리말_ 그들이 도대체 누구라는 겁니까?　005

01 자연에서 얻은 항암제 비타민 B17　　　　　　　　　015
02 암 치료 '창세기'에 답이 있다　　　　　　　　　　020
03 암 없이 100세까지 청년처럼 : 장수 마을 '훈자'　　034
04 암의 원인을 규명한 영양막세포 이론　　　　　　　051
05 암세포만 공격하는 비타민 B17　　　　　　　　　067
06 살구 씨 독성의 심각한 오류　　　　　　　　　　　081
07 비타민 B17의 의학적 연구 성과　　　　　　　　　095

08 비타민 B17을 처방한 암 치료 사례	109
09 수술과 방사선, 약물 치료의 숨겨진 진실	136
10 항암제와 약물 치료의 남용	156
11 암 통계 자료의 허점	177
12 FDA의 이중 잣대	188
13 비타민 B17을 처방한 의사들	197
14 비타민 B17 처방에 반대하는 사람들	217
15 암 없는 세상을 위하여	229

01
자연에서 얻은 항암제 비타민 B17

비타민 B17이 함유된 살구 씨는 오래 전부터 종양 억제에 효과가 있는 민간요법으로 전해져 왔으며, 살구 씨에 함유된 아미그달린에 항암 효능이 있다고 하여 1940년대부터 암 치료제로 사용되고 있다.

올 해만 해도 55만여 명의 미국인이 암으로 사망할 것이다. 그리고 미국인 3명 중 1명은 암으로 고통받게 될 것이다. 그렇게 되면, 미국에서만 8,800만 명에 달하는 사람들이 암으로 고통을 받거나 죽음에 이르게 된다. 이 책의 목적은 이와 같은 엄청난 인간의 비극을 현존하는 의학 지식을 바탕으로 당장, 그리고 완전히 멈추게 할 수 있다는 사실을 보여주는 데 있다.

암은 괴혈병(scurvy, 비타민 C 결핍으로 생기는 병)이나 펠라그라(pellagra, 니코틴산 결핍으로 생기는 병)와 같은 결핍증의 하나다. 즉 현대인의 식단에서 사라져 버린 필수 영양소의 부족으로 인해 악화된 질병인 것이다. 따라서 언제브턴가 우리 식단에서 빠진 영양소를 다시 포함시킴으로써 암을 치료하고 통제할 수 있다. 이것이 이 책에서 탐구할 '암 결핍증' 이론이다.

이런 주장이 옳다면, 암 치료와 예방은 매우 간단한 문제가 된다. 구하기도 쉽고 비싸지도 않은 영양소를 일상의 식단에 올리면 되기 때문이다.

이것은 매우 흥미로운 이론이다. 이론이 사실이라면 '암 없는 세상'은 먼 미래의 이야기가 아니다. 지금 즉시 가능해질 수도 있을 것이다. 또한 매년 암 연구에 투입되는 수십억 달러를 인류의 행복을 증진시키는 일에 사용할 수도 있을 것이다. 물론 지금 즉시 암 치료 문제가 해결되면, 암 연구와 암 치료에 종사하고 있는 수많은 전문가들과 암 관련 단체들이 순식간에 일자리를 잃게 될 것이다. 그런데 바로 이 부분에서 이야기는 더욱 흥미진진해진다. 우리가 레이어트릴Laetrile* 영양 치료법의 유효성에 관해 전문가의 의견을 구할 때, 기존 의학계의 전문가들에게 의뢰하게 되기 때문이다.

이런 상황을 이해하면 암 전문가들이 '암은 비타민 결핍증의 일종'이라는 이론을 거부했다는 사실은 그리 놀라운 일이 아니다. 그들에게 돌아오는 이익이 하나도 없기 때문이다. '암 없는 세상'은 그들의 전문가적 자존심에 심각한 손상을 주는 것뿐만 아니라, 월급이 줄어드는

---

* 레이어트릴(Laetrile) : 살구, 복숭아 등의 씨에서 추출한 비타민 B17('아미그달린'이라고도 함) 성분을 추출하여 정맥 주사용으로 만든 항암 치료제를 말한다. 살구 씨는 오래 전부터 종양 억제에 효과가 있는 민간요법으로 전해져 왔으며, 살구 씨에 함유된 아미그달린에 항암 효능이 있다고 하여 1940년대부터 암 치료제로 사용되었다. 암 예방에도 효과가 있다고 하여 가공하지 않은 살구 씨를 먹기도 한다. 미국 FDA에서는 레이어트릴의 항암 효능이 검증되지 않았다고 하여 제조와 판매를 금지하고 있으나 의료과학 분야 연구자들의 실험에 의해 항암 효능이 있는 것으로 확인되었으며, 레이어트릴 치료를 받고 암에서 회복된 환자들도 효능을 인정하고 있다. 미국과 영국 등 일부 국가를 제외한 대부분의 국가에서는 합법적인 암 치료제로 사용되고 있다. 최근에는 북한(만년제약)에서도 살구 씨에서 추출한 비타민 B17(아미그달린) 성분을 이용하여 항암 정맥 주사용 치료제를 개발하기도 했다.

충격을 주는 것이다. 또한 암 치료법이 한낱 과일 씨 추출물에서 발견되었다는 것은 오직 암 치료법 연구만을 위해 존재하는 연구소 실험실이나 정부 지원금을 받는 사람들, 암 치료 연구로 명예로운 학위를 받은 사람들이 도저히 납득할 수 없는 사실인 것이다.

이런 이유로 의학계에서는 레이어트릴이 '돌팔이의 작품'이라거나 '입증되지 않은' 암 치료법이라고 비웃는다. 여기서 '입증되지 않았다'는 말의 진정한 의미는 무엇일까? 대부분의 사람들은 입증되지 않았다는 것을 단순히 '증거가 없다'는 의미로 받아들인다. 그렇다면 '증거'란 무엇인가? 이것은 절대적인 개념이 아니다. 엄밀히 말해서 '증거'라는 것은 존재하지 않는다. 우리에게 허락된 것은 '근거'다. 만약 A라는 관찰자에게 어떤 '근거'가 설득력이 있다면, 그 근거는 '증거'가 된다. 결국 근거가 뒷받침되는 이론은 '입증되는' 것이다. 그러나 다른 관찰자 B가 같은 근거를 보고서 '설득력이 없다'고 평가하면 증거가 되지 못한다. 따라서 똑같은 이론이 관찰자 A에게는 '입증되지 않은' 이론으로 되는 것이다.

이 책에서 다루게 되겠지만 암에 관한 '영양 결핍증' 이론을 지지하는 근거는 엄청나게 많다. 대부분의 사람들에게 이 이론이 입증된 것이라고 설득할 수 있을 정도로 충분한 양이다. 그럼에도 불구하고 '입증된'이라는 단어를 FDA(미국 식품의약국)에서 사용하면 전혀 다른 의미가 된다. 이 경우에는 기술적인 정의가 부여된다. FDA에서 어떤 치료법이 '입증된' 것이라고 밝힐 때는 해당 회사가 FDA에서 만들어 놓은 실험 절차에 따라 해당 치료법의 안전성과 효능을 검증하는 데 응했다는 것을 의미한다.

그러나 여기서 반드시 짚고 넘어가야 할 점이 한 가지 있다. FDA

가 원하는 방식에 따라 검증 실험을 성공적으로 완수했다고 해서 그 치료법이 안전하고 효과적이라는 것을 의미하지 않는다는 사실이다. 다만 실험이 이루어졌다는 것과 실험 결과를 평가받았으며, FDA가 해당 제품의 판매를 승인했다는 것을 의미한다. 실험 결과가 매우 열악할지라도 말이다.

이러한 과정을 통해 FDA가 검증한 치료법들을 처방받고 있는 암환자들이 실제 실험 보고서의 내용을 읽는다면 공포에 질릴 것이다. FDA에 제출된 연구 보고서의 내용은 안전성도, 효과도 보장하지 않는다. 더욱 충격적인 것은 애당초 연구의 의도가 이를 보장하기 위한 것이 아니라는 사실이다. 실험의 실질적인 목적은 암환자의 적정 치사율을 정하는 것이다. 다시 말해서 해당 치료법이 50%의 환자들은 죽도록 내버려두고, 효과를 보는 사람들의 비율을 100명 중 8~9명 정도로 조절하려는 것이다. 게다가 치료 효과에는 종양의 크기를 일시적으로 감소시키는 정도의 미미한 변화도 포함된다. 완전한 치료 효과를 의미하는 경우는 거의 없다. 이와 같은 연구들이 확실히 입증하는 것이 있다면 그것은 지금까지 FDA가 승인한 암 치료법들이 안전하지 않으며, 효과적이지도 않다는 사실이다.

그 다음으로는 돈 문제를 생각해 봐야 한다. FDA에서 요구하는 실험 절차에 따라 검증하려면 엄청난 비용이 든다. 새로운 치료법을 출시하려는 제약 회사는 다수의 전문가들에게 연구 용역을 의뢰해야 하며, 수천 페이지에 달하는 통계 자료도 구비해야 한다. 그렇게 해서 완성된 보고서의 무게는 수십 킬로그램에 이르기도 한다. 게다가 실험 과정은 수년이 걸릴 수도 있고, 한 가지 실험을 하는데 2억 달러 이상의 비용이 들 수도 있다.

이런 게임은 아무나 할 수 없다. 거대 제약 회사들만이 참여할 수 있다. (이 회사들은 어마어마한 비용이 드는 것에 대해 공개적으로 불평하기도 한다. 그러나 속내는 다르다. 그 거대한 비용 때문에 작은 제약 회사들의 시장 진입이 원천적으로 봉쇄되기 때문이다.) 새로운 치료약을 세계 시장에 내놓은 결과로 발생하는 이익의 잠재성은 엄청난 투자를 한 것에 대해 충분한 보상이 된다.

그러나 이런 비용을 들이고서 FDA의 승인을 받아야 하는 암 치료법이 특허를 받을 수 없는 물질이라면, 누가 투자를 하겠는가? 자연에서 발견되는 물질은 특허 대상이 아니다. 인공으로 만들어진 것이라야만 가능하다. 만약 어느 회사가 2억 달러를 투자해서 자연 성분에 대한 FDA 승인을 받아낸다고 하자. 그렇다면, 특허를 신청할 수 없는 물질에서 얻은 상품화 승인으로 인해 경쟁 업체들에게도 이를 제품으로 개발해 출시할 수 있는 길을 열어 준 셈이 되고, FDA 승인에 투자한 회사는 결국 투자한 돈을 회수하지 못할 것이다.

그러므로 (다음의 결론에 주목하기 바란다.) 미국의 현행법이 시행되는 한 암 치료제로 '승인' 받는 약품은 법적으로 소유의 소재가 분명한 사유물일 수밖에 없다. 자연에서 얻은 물질로는 암은 물론이고, 다른 어떤 질병의 치료제로도 등록할 수 없다. 또한 원료가 독점 가능하다거나 처리 과정에서 특허를 취득하지 않는 한 합법적으로 출시할 수 없다. 아무리 안전하고 효과적이라 할지라도, 또 수많은 사람들이 혜택을 보았다고 할지라도 불가능하다. 자연 물질로 만든 치료제는 '입증되지 않은' 치료제로 분류되는 운명에서 벗어나지 못한다. 자연에서 자유롭게 얻은 치료제는 영원히 처방, 출시, 단순한 사용마저도 불법으로 간주될 것이다.

02
암 치료 '창세기'에 답이 있다

하나님이 이르시되, 보라 내가 온 지면의 씨 맺는 모든 채소와 씨 가진 열매 맺는 모든 나무를 너희에게 주노니 너희 먹을거리가 되리라.(창세기 1:29)

과학의 역사는 확고부동의 오류에 대한 투쟁의 역사라고 말할 수 있다. 세계적으로 위대한 발견들이 세상에 처음으로 등장했을 때, 과학계는 거부 반응을 보였다. 새로운 발견의 길을 연 개척자들은 종종 돌팔이나 사기꾼으로 매도당했다.

위대한 탐험가 콜럼버스는 지구가 둥글다는 것을 믿음으로 인해 거센 공격을 받았다. 브루노는 지구가 우주의 중심이 아니라는 것을 주장한 이유로 화형을 당했다. 갈릴레오는 지구가 태양 주변을 돈다고 가르쳤다는 이유로 투옥되었다. 심지어 라이트 형제도 기계가 하늘을 날 수 있다고 주장한 것 때문에 비웃음을 샀다.

의학 분야에서는 A.D 130년에 의사 갈렌Galen이 (훗날 정확한 것으로 입증되었지만) 해부학적 이론을 선언했다가 그 당시 사람들에게 엄청난 비난을 받았다. 광분한 군중을 피하기 위해 그는 로마에서 도망칠 수밖에 없었다. 16세기에 의사 안드레아스 베살리우스Andreas Vesalius는 인간 해부학에 관한 새로운 발견 때문에 사기꾼 이단으로 몰렸다. 그가 죽은 후에 그의 이론은 받아들여졌지만, 그가 생존했을 당시의 의사 경력은 완전히 엉망이 되었다. 그는 이탈리아에서 도망칠 수밖에 없었다. 의사 윌리엄 하비William Harvey는 피가 심장에 의해 동력을 얻으며, 혈관을 통해 몸속을 돌아다닌다고 믿은 것 때문에 의사로서의 명예가 실추되었다. 엑스레이를 발견한 윌리엄 뢴트겐William Roentgen은 돌팔이로 불리다가 그가 발견한 '광선'이 침실의 사생활을 침해할 것이라는 사람들의 두려움으로 인해 지탄의 대상이 되었다. 에드워드 제너Edward Jenner는 천연두 백신을 처음 개발했을 때 그 역시 돌팔이로 불렸으며, 의사로서 아이들을 상대로 잔인하고 비인간적인 실험을 한다는 비난을 받았다. 또 헝가리의 의료 개혁가인 이그나즈 세멜바이즈Ignas Semmelweis는 산부인과 직원들에게 손을 씻으라고 요구한 것 때문에 비엔나에 병원에서 해고를 당했다.

수 세기 전에는 해군 함대 전체가 괴혈병으로 몰사하는 사례가 드물지 않게 일어나곤 했다. 실제로 1600년부터 1800년 사이에 영국 해군의 사상자는 100만 명에 달했다. 그 당시 의료 전문가들은 이 질병의 원인을 알아내기 위해 배 안 구석에 숨어 있는 박테리아와 바이러스, 독극물 등을 찾으려고 헛된 노력을 했다.

1535년 겨울, 프랑스의 탐험가 자크 카르티에Jacques Cartier는 세인트로렌스 강 입구에서 자신의 배가 얼어붙어 있는 것을 발견했다. 괴혈병이 치명적인 피해를 입히기 시작한 뒤였다. 110명의 선원 중 25명은 이미 죽었고, 남은 선원들도 상태가 심각해서 회복을 기대하기 어려운 상황이었다.

그때 한 친절한 인디언이 이들에게 단순한 치료법을 알려 주었다.

인디언이 백송나무 잎과 껍질을 으깬 후 물에 타서 마시도록 하자, 환자들의 병세가 빠르게 회복되었다. 백송나무 잎과 껍질에는 아스코르브산(비타민 C)이 다량 함유되어 있어서 치료가 가능했던 것이다.

유럽에 도착한 카르티에는 의료 전문가들에게 이러한 사실을 즉각 알렸다. 그러나 당시 유럽의 의료 전문가들은 '무식한 야만인들의 주술적인 치료법' 따위에는 콧방귀도 뀌지 않았고, 아무런 연구 조사도 이루어지지 않았다.*

그렇다. 괴혈병의 치료법은 알려져 있었다. 그러나 과학적인 교만으로 200년이라는 세월이 흐르고, 수백 수천의 생명을 잃은 후에야 의료 전문가들은 이 지식을 받아들여 적용했다.

1747년, 젊은 의사를 친구로 두었던 영국 해군의 존 린드John Lind는 오렌지와 레몬이 괴혈병에 효과가 있음을 알게 되었고, 영국 해군의 구입 물품 항목에 감귤류 과일을 포함시킬 것을 건의했다. 하지만 그로부터 48년이나 더 지나서 그의 건의가 실행에 옮겨졌다. 존 린드의 건의가 실행에 옮겨졌을 무렵의 영국은 다른 해양 국가들에 비해 월등한 전력을 갖출 수 있게 되었고, '라이미(Limey, 영국 해군이 배에 라임lime을 싣고 다녔기 때문에 붙여진 별명)'라는 별명을 얻으며 전 세계의 바다를 호령할 수 있었다. 대영제국의 위대함이 비타민 치료법에 대한 과학적 편견을 극복한 것과 직접적인 연관이 있다고 해도 과언이 아닐 것이다.

새로운 발견에 대한 편견은 20세기에도 예외 없이 이어진다. 두 세대 전만 해도 미국 남부에 사는 사람들 중 많은 수가 치명적인 질병 펠라그라(pellagra, 니코틴산 결핍으로 인해 발생하는 병)로 사망했다. 저명한

* 참고 자료 : 버질 보글(Virgil J. Vogel), 아메리칸 인디언 의학, 오클라호마 대학 출판부, 1970년.

의사 윌리엄 오슬러 경은 자신의 책 『의료의 원리와 실습Principles and Practice of Medicine』에서 겨울 동안에 노스캐롤라이나 레오나드에 있는 정신병원에서 입원 환자들 중 30% 이상이 이 병으로 죽었다고 설명했다. 또한 이것은 펠라그라가 전염성이 있으며, 아직 발견되지 않은 바이러스에 의해 발병할 가능성이 있다고 말했다. 그러나 1914년으로 거슬러 올라가면, 조셉 골드버거Joseph Goldberger 박사가 이 질병이 식단과 연관이 있다는 것을 이미 증명하였으며, 나중에 간이나 효모를 먹으면 쉽게 예방할 수 있다는 것도 찾아냈다. 그러나 1940년대가 되어서, 즉 거의 30년이 지나서야 현대 의학계는 펠라그라가 비타민 B 결핍증이라는 사실을 완전히 수용했다.*

악성 빈혈에 관한 뒷이야기도 거의 동일한 맥락이다. 특히 비타민 결핍증 관련 질병들의 원인 규명이 어려웠던 데는 이유가 있다. 인간이 인과관계를 생각할 때 명확한 방향으로 먼저 생각하는 경향이 있기 때문이다. 그러니까 드러난 결과를 발생시키는 보이는 원인을 먼저 생각한다는 것이다. 병을 일으키는 바이러스나 독극물이 있기 때문에 결과적으로 병이 생긴다고 생각한다는 것이다. 반대로 인간은 뭔가 줄어들어서 혹은 없어서 어떤 결과가 발생하는 불명확한 관계를 이해하는 데는 어려움을 느낀다. 비타민 결핍증처럼 특정 영양소가 모자라서 병이 생기는 경우가 그렇다.

그러나 더 중요한 것은 지적 자부심의 문제인지도 모른다. 예를 들어, 남들보다 뛰어난 수준의 과학적 지식을 얻는 데 평생을 보낸 사람

---

* 에드윈 애커크네흐트(Edwin H. Ackerknecht), 가장 중요한 질병의 역사와 지리(History and Geography of the Most Important Diseases), 해프너 출판사, 1972년, p.148~149.

은 지식이 없는 환자의 말을 들으려고 하지 않는다. 특히 과학자들을 가장 괴롭히는 의료 문제의 해결책을 단순히 뒷동산에서 자라는 식물이나 열매 등의 섭취를 통해서 얻을 수 있다고 주장한다면 더더욱 들으려고 하지 않을 것이다. 과학자는 복잡한 답을 찾도록 훈련되어 있고, 그가 열심히 노력해서 얻은 기술에 의존하지 않은 해결책들에 대해서는 가소롭다는 대응으로 일관하는 경향이 있다. 그러므로 어느 질병이 '비타민 결핍증'이라는 설명은 증명되고 또 증명되고, 다시 증명되기까지 우선은 무의식적으로 거부하고 보는 것이 자연스러운 경향인 것이다.

1952년에 이르러 샌프란시스코의 생화학자인 에른스트 T. 크렙스 주니어Ernst T. Krebs, Jr. 박사는 암이 괴혈병과 펠라그라처럼 알 수 없는 박테리아나 바이러스, 독극물에 의해 발병된 것이 아니라 현대인의 식단에서 빠져버린 필수 음식 복합물의 부재로 인해 악화된 결핍증의 하나일 뿐이라는 이론을 진전시키기에 이른다. 그는 이 음식 복합물이 니트릴로사이드nitriloside의 일종이며, 전 세계 어디에서나 자라는 식용 식물 1,200여 종에 들어 있는 물질로서 자연 상태에 풍성하게 존재하는 물질이라는 것을 확인했다. 특히 이 물질은 살구속屬 계열(쓴 아몬드, 살구, 야생 자두, 체리, 천도복숭아, 복숭아 등)의 과일 씨에 함유되어 있으며, 그 외에도 들판의 풀, 옥수수, 수수, 기장, 카사바, 아마 씨, 사과 씨를 비롯해 현대 문명인의 식단에서 제외된 음식들에도 들어 있다.

니트릴로사이드를 명확하게 분류하는 것은 어려운 일이다. 독립적으로 존재하지 않고 식품 속에서 발견되기 때문에 '음식'이라는 이름을 붙일 수는 없고, 설탕처럼 식품의 구성 요소이거나 식품의 성분이라고 할 수 있다. 또한 자연적으로 존재하며, 비독성이고 수용성이기 때문에 약품으로 분류할 수도 없다. 또한 인간의 신진대사에 자연스러우며, 완전히 호환이 가능하다. 이런 성질을 가지고 있는 식품 성분의 적합한 이름은 '비타민'이다. 크렙스 박사는 자신이 발견한 니트릴로사이드 계열의 복합 음식물이 비타민 B군과 더불어 발견되고, 비타민 B군에서 독립적으로 추출된 것 중 17번째에 해당한다고 해서 '비타민 B17'이라고 명명했다. 그는 이렇게 말했다.

> "수용성의 무독성 니트릴로사이드 물질을 '식품'이라고 할 수 있을까? 식품이라는 단어의 의미를 엄밀히 따질 때 그럴 수는 없을 것이다. 또한 이것은 그 자체로는 약품도 아니다. …… 니트릴로사이드가 식품도 약품도 아니므로 '부가적 식품 성분'이라고 볼 수 있는데, 이러한 수용성의 무독성 부가적 식품 성분의 다른 이름은 바로 '비타민'이다."*

만성 질병은 자체적으로 사라지지 않는 질병이다. 그리고 신진대사 질환은 몸 안에서 일어나고, 다른 사람에게 전염될 수 없는 병이다. 암은 이 두 항목에 포함되므로 '만성적 신진대사 질병'이라고 할 수 있다. 현대인이 겪는 질병 중 이와 같은 병으로는 근위축증, 심장병, 다발성 경화증, 겸상 적혈구 빈혈 등을 들 수 있다. 과학자들은 인간을 불구자로 만들거나 죽음에 이르게 하는 질병을 예방하고 치료하고자 엄청난 돈을 써 가며 연구를 거듭해 왔다. 그러나 연구를 시작하기 이전보다 문제의 해결책에 실질적으로 접근하지 못했다. 아직도 그 무엇을 여전히 찾고 있다. 연구에 실질적인 진보가 없는 이유는 위에 언급한 질병

---

* 크렙스(Krebs), 암의 조절과 예방에 사용되는 레이어트릴/니트릴로사이드(몬트리올: 맥노튼 재단, n.d.), p.16.

의 원인이 그 무엇의 부재로 말미암은 것이기 때문인지도 모를 일이다.

크렙스 박사는 인류의 의료 역사 전체를 통틀어서 어떤 약이나 수술, 인체를 기계적으로 조작함으로써 하나의 만성 신진대사 질병을 치유하거나 예방한 적이 없다고 지적한다. 그러면서 그는 괴혈병이나 펠라그라나, 구루병, 각기병, 야맹증, 악성빈혈 등 모든 경우의 질병에서 궁극적인 해결책은 적당한 영양의 섭취와 관련된 요인에서 해결법을 찾아야 한다고 주장한다. 그는 이것이 현대의 질병, 특히 암을 이해하기 위해서 과학적 호기심을 어느 방향으로 집중시켜야 하는지를 알려주는 중요한 단서라고 생각한다.

그러나 다른 단서들도 있다. 개나 고양이를 키우는 사람들은 알 것이다. 길들여진 애완동물들이고, 사료를 잘 먹였음에도 불구하고 때로 특정 풀을 뜯어 먹는 것을 본 적이 있을 것이다. 동물이 건강이 좋지 않을 때면 더더욱 이런 상황이 발생할 확률이 높다. 그런데 여기서 주목할 만한 점은 애완동물들이 본능적으로 선택한 풀은 존슨 풀Johnson grass, 튀니스 풀Tunis grass, 수단 풀Sudan grass 등 비타민 B17이 특히 풍부한 종류의 풀이라는 것이다.

동물원에서 원숭이들에게 복숭아나 살구를 주면 달콤한 과육은 잘 까서 버리고 딱딱한 씨를 열어서 그 안에 들어 있는 것을 먹어 치운다. 원숭이들은 그런 종류의 과일을 본 적이 없음에도 본능적으로 그렇게 한다. 복숭아와 살구의 씨앗이야 말로 자연계의 그 어느 것보다 니트릴로사이드가 많이 농축되어 있는 공급원이다.

야생의 곰들은 자연 속의 먹거리들에서 니트릴로사이드를 엄청나게 소비한다. 이 물질이 풍부한 장과류(fruits berries, 1개 이상의 먹을 수 있는 씨앗이 들어 있는 작은 액과) 열매를 찾아다닐 뿐만 아니라 작은 초식동물을 먹이로 잡으면 본능적으로 근육질 부분은 지나치고 니트릴로사이드 풀로 가득한 내장과 반추위(反芻胃, 소나 염소 같은 반추 동물의 위를 통틀어 이르는 말)를 먼저 먹는다.*

감금 상태에 있는 동물들은 본능적으로 원하는 음식을 모두 먹을 수 없게 된다. 한 사례로, 샌디에이고 동물원에서 곰들에게 제공된 식단은 비록 다른 영양소는 충분했지만, 니트릴로사이드가 거의 포함되어 있지 않았다. 그 결과 6년 동안 한 굴에서만 곰 5마리가 암으로 죽었고, 전문가들은 바이러스가 원인이었다고 추정했다.

사냥을 나가서 잡은 야생 동물의 사체 속에서 암을 발견하는 경우는 매우 드물다. 동물들은 인간에 의해 길들여지고, 인간이 주는 음식을 먹도록 강요되고, 인간의 식탁에서 떨어지는 부스러기를 먹고 살 때만 암에 걸리게 된다.

암 연구자들이 이런 사실을 알면서도 그 중요성을 인식하지 못하는 것이 참으로 놀랍기만 하다. '버킷 림프종 Burkitt Lymphoma'이라는 암을 처음 발견한 데니스 버킷 Dennis P. Burkitt 박사가 아이오와 대학 의대에서 연설을 한 적이 있다. 그는 우간다와 그 주변 지역에서 20여 년에 걸친 연구와 조사를 마친 후 전염성이 없는 질병(만성 신진대사 질환), 예를 들어 대장암, 게실병, 궤양성 대장염, 용종, 맹장염 등에 어떤 연관성이 있다는 것을 발견했다. 그는 연설에서 이렇게 말했다.

"모두 연관되어 있어요. 그리고 모두 같은 원인을 가지고 있다고 할 만큼 확신이 있어요. 이 모든 질병이 원시사회에서는 존재하지 않

---

* 의학박사 피터 크로트(Peter Krott), 곰 가족(Bears in The Family), New York: E.P. Dutton & Co., 1962.

았다는 겁니다. 하지만 경제적으로 더 발전된 국가들에서는 가장 높은 발병률을 보이고 있어요."

그 후 버킷 박사는 자신의 관심을 암 문제로 돌렸고, 관찰 결과에 대해 이렇게 말했다.

"암은 우리들 삶의 방식으로 인해 생기는 병입니다. 동물 세계에서는 암이라는 병이 발견되지 않습니다. 대장에 암이나 용종이 생기는 동물들은 우리가 사는 방식에 가장 근접해 있는 애완동물입니다. 우리가 남긴 음식을 먹는 강아지들이 그렇습니다."*

이는 매우 훌륭한 관찰의 결과이다. 그러나 버킷 박사나 그의 고매한 청중들 누구도 이 사실의 의미를 진정으로 파악하지는 못했다. 연설은 끝났고, 결론은 대장암이 인간의 대장에서 발견되는 박테리아와 연관되어 있으며, 우리는 곡식의 겨 등 곡류 섬유질을 더욱더 많이 먹어서 우리 몸속 대장 내용물의 섬유소 비중을 높일 것, 그리고 엉덩이를 올려 두는 의자의 크기를 키워야 한다는 것으로 마무리되었다!

최소한 버킷 박사는 우리가 먹는 음식을 살펴보고 있었고, 이는 실로 엄청난 진보였다. 그가 잘못된 방향으로 가고 있었는지는 모르지만 길은 제대로 들어섰던 것이다. 더 많은 암 연구자들이 박테리아와 바이러스에 집중하지 않고 음식과 비타민을 연구할 수 있다면, 미국의 암 발병률이 지속적으로 증가하는 이유를 알아내는 데 그리 오랜 시간이 걸리지 않을 것이다.

'맛, 양, 다양성'이라는 기준으로 평가할 때, 미국인들은 매우 잘 먹고 있다. 그러나 비싸고 맛있는 음식이 꼭 좋은 음식인 것은 아니다.

---

* "증거의 증가: 대장암은 우리가 불러들인다," 메디컬 월드 뉴스, 1972년 8월 11일, p.33~34.

많은 사람들이 위장어 무엇을 집어넣던지 '채우기만 하면 그만'이라는 생각을 가지고 있다. 심지어 위장으로 들여보내는 모든 음식이 어떤 식으로든 건강에 도움이 될 것이라고 착각하고 있다. 그리고 적절한 식단의 필요성에 대해 역설하면 비웃기도 한다. 그러면서도 혈통 있는 애완견이나 고양이에게 먹일 사료, 소나 말에게 먹일 사료는 꼼꼼하게 신경을 쓴다.

캘리포니아 대학 영양학 교수이자 국립 축산육류협회 연구자문위원회의 일원인 조지 그릭스George M. Griggs 박사는 언젠가 이런 말을 한 적이 있다.

"전형적인 미국인의 식단은 국가적 재난입니다. …… 비타민과 다른 보충제를 첨가하지 않고 돼지나 소에게 이렇게 먹이면, 축산업계를 전멸시킬 수 있을 겁니다."*

미국인의 식단을 잠시 살펴보면 이해할 수 있을 것이다. 식료품 상점의 선반 위에는 합성되거나 인공 향신료가 첨가되었으며, 화학 보존제로 가공된 탄수화물 음식이 주류를 이루고 있다.** 심지어 어떤 식품 제조업자들은 다이어트를 의식한 소비자들에게 자사 제품의 칼로리가 얼마나 적은지에 대해서 자랑스럽게 광고하기도 한다.

현대인들은 식품 처리 과정에서 그 식품에 들어 있는 원래의 비타

---

* "캘리포니아 대학 영양학 교수이자 미국 연방정부 보건 고문 …… 전형적인 미국인의 식단이 국가적 재난이라고 비난한다", 내셔널 인콰이어러(National Enquirer), 1971년 12월 5일, p.2.
** 현재 미국에서 유통되는 식품 첨가제는 3천여 종이 넘는다. 맛, 색상, 보존, 그리고 기타 목적을 위해 인공 첨가물이 사용되고 있다. 대부분 사용되는 양은 안전한 수준이지만 지속적으로 사용하게 되면 건강에 심각한 문제를 일으킬 수 있다. 하트 홀든, 슈나이더, 쉴리 공저, 독극물의 모든 것 A~Z, 캘리포니아 대학 출판부, 1991년. 참고

민들이 대부분 손실된다는 것을 알고 있다. 그러나 제조사에서는 걱정할 필요가 없다고 말한다. 시장으로 내보내기 전에 다시 복원시키기 때문이라는 것이다. 그래서 우리는 빵, 우유 등의 식품 포장지에 '강화식품' 이라고 강조한 문구가 쓰여 있는 것을 자주 보게 된다. 그러나 우리가 주의해야 할 것은 보강된 영양소는 자연 상태의 영양소와는 전혀 다르다는 사실이다. 1971년에 미국 노인병학 연구회the American Geriatric Society는 다음과 같은 연구 결과를 발표했다.

"음식에서 제거되었다가 '보강물'로 복원된 비타민은 안전한 물질이 아닙니다. 의학박사 로저 윌리엄스Roger J. Williams의 연구에서 목격된 바 있듯이 가공된 빵을 먹은 쥐들은 영양실조로 심각하게 성장이 위축되었거나 죽었습니다. 대조적으로 가공하지 않은 통곡식 빵을 먹은 쥐들은 대부분 왕성한 번식률을 보였습니다. 우리가 겪고 있는 수많은 질병은 비타민이나 미네랄 결핍으로 인한 것일 가능성이 높습니다. 심지어는 치매도 비타민 B와 C의 결핍으로 인해 발병하는 것으로 입증되었습니다."

실제로 초등학교 과학 시간에 진행된 실험에서 가공된 빵만 먹은 쥐들은 반사회적인 성향의 행동을 하는 것으로 나타났다. 심지어 그 쥐들은 동족을 잡아먹는 지경에까지 이르게 되는데, 이는 결핍된 필수 영양소를 얻기 위한 본능적인 충동으로 분석되었다. 그리고 대부분은 한 달에서 두 달 안에 죽었다. 또한 이 실험을 관찰한 아이들은 가공된 흰 빵에 대해서 식욕을 보이지 않았다.

'가공된' 빵은 더 큰 그림의 작은 일부에 불과하다. 기장은 한때 전 세계의 주식 곡류였으며, 니트릴로사이드 함유율이 매우 높다. 그러나 이제는 니트릴로사이드가 거의 들어 있지 않은 밀로 대체되었다. 통밀의 경우에도 니트릴로사이드는 거의 들어 있지 않다. 수수 줄기는 사탕수수로 대체되었고, 이는 같은 결과를 초래했다. 심지어 육우로 쓰이는 소들의 사료마저 성장을 촉진하기 위해 니트릴로사이드 함유량이 매우 낮은 풀로 대체되어 우리가 먹는 고기 속에 함유된 비타민 B17의 잔량은 매우 적다. 심한 경우에는 사료 원료의 15%를 종이로 만든 사료를 먹이는 축산업체도 있다고 한다.*

 되돌아보면 우리 할아버지들의 관습 중에 비록 그 당시에는 과학적 이론의 뒷받침은 없었지만, 수 세기 동안 축적된 시행착오의 경험 속에서 형성되어 지금에 이르러서는 불멸의 지혜로 판명된 것이 많다. "하루에 사과 하나는 의사를 멀리하게 해준다!"라는 말은 괜한 말장난이 아니었다. 특히 모든 사람들이 사과 씨까지 먹는 것을 당연하게 여기던 시절에는 더욱 의미 있는 말이었다. (씨까지 포함해서) 사과 하나에는 건강에 필수적인 고농축 비타민과 미네랄, 지방과 단백질이 들어 있다. 특히 사과 씨는 니트릴로사이드, 즉 비타민 B17의 보고다. 맛이 없는 스프링 토닉(Spring tonic, 비타민과 미네랄이 함유된 봄나물로 만든 강장제), 수수 당밀과 황 역시 니트릴로사이드가 대량 함유되어 있다. 겨울에 먹으려고 만들어 놓은 할머니표 살구, 복숭아 절임에는 씨 알맹이도 같이 들어 있다. 아마도 할머니는 그 씨가 왜 좋은지, 그 안에 무엇이 들어 있는지 정확히 모르셨을 것이다. 그저 어머니 말씀에 좋다고 하셨기에 몸에 좋다는 것만은 알고 계셨다.

 자, 그렇다면 이제 우리는 한때 미국인들에게 비타민 B17을 충분히 제공했던 음식들이 밀려나고 이 성분이 전혀 들어 있지 않은 다른

---

* "종이로 소를 키운다." UPI, 오클랜드 트리뷴, 1971년 11월 22일자 기사.

음식으로 식단이 바뀌었다는 것을 알게 되었다. 의미 있는 것은 바로 그 시기부터 미국인들의 암 발병률이 지속적으로 증가하였고, 오늘날에는 미국인 세 사람 중 한 사람이 암에 걸릴 확률적 운명에 처하게 되었다는 사실이다.

암 사망률이 증가한 이유가 다른 사망의 원인이 감소했기 때문이라고 주장할 수는 없다. 사람들이 이전보다 더 오래 살고 있기 때문에 암으로 인한 사망이 눈에 띄는 것이 아니라는 말이다. 솔직히 말해 사람들의 평균 수명도 그렇게 많이 증가한 것이 아니다. 이유를 분석하자면 다음과 같다.

첫 번째, 기대수명 life expectancy은 지난 4세대에 걸쳐 평균 몇 년 정도 증가했다. 그리고 1972년 미국 인구의 평균 연령이 감소했을 때, 연간 인구 성장률은 거의 제로에 가까웠다. 그러나 암으로 인한 사망률은 사상 최대였다. 1950년대에 비해서 자그마치 3배나 높은 비율이었다.[*]

두 번째, 미국에 사는 사람들보다 더 장수하는 나라들에서는 암 발병률이 미국보다 낮다.

위와 같은 사실들이 보여주는 중요성은 자명하다. 전 세계의 의료계, 미국 연방정부, 미국 암학회가 수십억 달러를 투자하였고, 인간 노동을 수백만 시간 투자해서 기괴한 암 바이러스를 찾으려고 노력해 왔다. 또한 암 바이러스를 찾는데 드는 비용에 상응하는 비용을 들여 효용성 있는 인공 면역 방법을 만들어 내려고 혈안이 되어 있다. 그런데 이 모든 노력이 진행되는 동안, 정답은 등잔 밑 바로 거기에 늘 있었다. 사실,

---

[*] "암 치료는 여전히 과학자들을 비켜 간다.", 신문기업협회(NEA: Newspaper Enterprise Association) 「뉴스 크로니클(News Chronicle)」, 1973년 8월 29일, p.A-9.

그 답은 수천 년의 기록 속에 쓰여 있었고, 후세대에게 전해져 왔다.

"하나님이 이르시되, 보라 내가 온 지면의 씨 맺는 모든 채소와 씨 가진 열매 맺는 모든 나무를 너희에게 주노니 너희 먹을거리가 되리라."(창세기 1:29)

03
암 없이 100세까지 청년처럼 : 장수 마을 '훈자'

히말라야 산속 깊은 곳에 사는 훈자 사람들에게는 암 발병 사례가 없다. 그들은 살구를 대량으로 수확하며, 여름에 살구를 말려서 음식에 널리 활용한다. 또한 살구 씨는 그냥 먹기도 하고, 기름을 짜서 음식을 만들어 먹기도 한다.

암에 대한 비타민 이론을 증명하거나 반증하는 최고의 방법이 있다. 수천 명 이상의 많은 사람들을 대상으로 수년에 걸쳐 니트릴로사이드가 풍부한 음식으로 구성된 식단을 제공하고 그 결과를 보는 것이다. 이것이야말로 궁극의 실험이 될 것이다.

다행스럽게도 이 연구는 이미 진행되었다. 히말라야 산맥 깊은 골짜기의 서 파키스탄과 인도, 중국을 접하고 있는 지역에 '훈자Hunza'라는 이름의 작은 나라가 있다. 이곳 사람들은 장수와 건강으로 전 세계에 널리 알려져 있다. 훈자의 장로들은 자신들이 100년 넘게 산다고 말한다. 어떤 관찰자들은 이들에게 나이는 지혜의 상징이기 때문에 과장을 한다고 말하기도 한다. 그러나 이들의 진정한 시간적 나이가 몇 살이건 간에 외부 세계에서 방문하는 의료팀들은 이들에게는 암이 없다고 보고해 왔다.

현대 의학과 과학으로 훈자 사람들이 암에 걸리지 않는 이유를 설명하는 것은 불가능하다. 하지만 한 가지 흥미로운 사실이 있다. 훈자 사람들의 전통 식단에는 평균적인 미국인의 식단에 들어 있는 니트릴로사이드 함유량의 200배 이상이 들어 있다는 것이다. 또한 재미있는 것은 돈이라는 것이 존재하지도 않는 이 나라에서는 한 사람의 부를 측정하는 기준이 그가 소유한 살구나무의 수량이라는 것이다. 이 나라 사람들이 가장 중요하게 여기는 음식은 단연 살구 씨다.

히말라야 산속 깊숙한 곳에 있는 훈자를 처음 방문한 서양 의료 팀이 있었다. 세계적으로 유명한 영국의 내과 의사이자 외과 수술의였던 로버트 맥케리슨Robert McCarrison 박사가 이끄는 팀이었다. 그는 1922년 1월 7일자 「미국 의사회 저널Journal of Amerian Medical Association」에 다음과 같은 글을 발표했다.

"훈자 사람들에게는 우리가 알고 있는 암 발병 사례가 없다. 그들은 살구를 대량으로 수확하며, 여름에 살구를 말려서 음식에 널리 활용한다. 훈자를 방문하는 이들은 자연스럽게 신선한 살구나 복숭아를 대접받게 된다. 이때 방문자들은 다 먹고서 딱딱한 씨를 땅에 버린다. 이런 행동을 본 현지인 안내자들의 얼굴에는 실망과 충격의 표정이 역력하다. 이들에게는 딱딱한 껍질 안에 들어 있는 씨야말로 이 과일의 별미이기 때문이다."

네브래스카 키어니 지역의 검안사인 알렌 바닉Allen E. Banik 박사는 위와 같은 경험을 했던 방문객이었다. 그는 자신이 쓴 『훈자랜드Hunza Land』라는 책에서 그곳에서의 경험을 이렇게 기술했다.

"그때 훈자에서 수확한 살구를 처음 먹어 보았다. 현지 안내인이 나무에서 바로 살구 몇 개를 따서 산 계곡물에 씻어 나에게 건네주었다. 나는 달콤한 과육을 먹고서 자연스럽게 씨를 땅에 버렸다. 현지인들은 믿기지 않는다는 듯이 나를 쳐다보았다. 그들 중 나이가 더 많아

보이는 한 사람이 허리를 숙여 씨를 집어 들었다. 그러고는 돌로 쳐서 씨껍질을 깨더니 내게 건네주었다. 가이드는 웃으면서 말했다. '드세요. 이게 최고에요.' 나는 궁금해져서 물었다. '먹지 않은 씨는 어떻게 합니까?' 남은 씨는 저장하기도 하고, 대부분은 곱게 갈아서 기름을 짠다고 대답해주었다. 안내인의 말에 의하면, 그 기름은 올리브유와 비슷하며 필요할 때는 한 스푼씩 그냥 먹기도 한단다. 특별한 날에는 차파티(빵)를 이 기름에 튀겨서 먹기도 하고, 축제일에는 여인들이 머리에 윤기가 나도록 바른다고 한다. 또한 몸에 멍이 들었을 때도 문지르면 효과가 있다고 했다."*

1973년에 훈자를 통치하는 왕 '미르'의 아들인 무하마드 아민 칸Mohammed Ameen Khan 왕자가 「LA 타임스」의 찰스 힐링거Charles Hillinger 와 인터뷰를 한 적이 있다. 그는 인터뷰에서 훈자 사람들의 평균 기대 수명은 85세이며, 자신의 아버지인 왕에게 자문을 하는 장로 모임에 참석하는 사람들은 대부분 100세가 넘었다고 말했다.**

후에 에른스트 T. 크렙스 주니어 박사는 칸 왕자를 저녁 식사 자리에서 만났다. 남에게서 들은 말을 누군가가 옮기는 것과 인쇄물의 진실성에 대해 과학적 불신을 가지고 있는 크렙스 박사였다. 그는 「LA 타임스」의 보도가 정확한지 알아보기 위해 직접 질문했다. 그러자 왕자는 미소를 지으며 이렇게 말해 주었다.

"훈자 사람들은 점심을 먹은 뒤 간식으로 살구 씨를 30개에서 50

---

* 알렌 바닉, 레니 테일러 공저, 훈자 랜드(Hunza Land), 화이트호른, 1960년, p.123~124.
** 「LA 타임스」, 1973년 5월 7일자, 1-A면 인용.
*** 훈자에서 수확되는 살구 씨는 캘리포니아산 살구 씨에 함유되어 있는 아미그달린(레이어트릴) 양의 6% 정도만 함유하고 있다. 따라서 훈자 사람들이 먹는 양에 맞춰 미국산 살구 씨를 섭취하면 식중독을 일으킬 가능성이 있다. 독성에 관한 정보는 '06. 살구 씨 독성의 심각한 오류'를 참고하라.

개쯤 먹습니다."***

　훈자 사람들이 하루에 섭취하는 비타민 A는 75,000 비타민 국제단위International Units of vitamin에 해당하는 양이었고, 비타민 B17의 경우는 50밀리그램에 달하는 양이었다. 섭취량이 과다한 것인지 아니면 충분해서 그런 것인지는 정확히 알 수 없지만, 훈자 사람들의 기대 수명은 (왕자가 말하기를) 85세에 달한다는 것이다. 이는 미국의 상황과 매우 대조적인 것이었다. 그 당시 미국인의 기대수명은 약 71세였고, 그로부터 수십 년이 지난 지금도 미국인의 기대수명은 76세밖에 되지 않는다.

　이 기대수명이 나쁘지 않게 들릴 수도 있다. 그러나 이 숫자에는 살아 있기는 하나 진정으로 사는 것이 아닌 수백만 명의 노인들이 포함되어 있다는 것을 기억해야 한다. 수술이나 약물 복용으로 이들의 생명이 연장되었을지는 모르지만, 이들이 살아가는 삶의 질은 그 과정에서 황폐화되었다. 이들은 정신 능력에 상해를 입어 멍하게 눈을 깜빡이며 시간만 보내고 있는 사람들이다. 즉 생명을 연장하는 기기들에 의존하고 있거나 침대에 묶여 24시간 간호가 필요한 사람들이다. 훈자의 통계에는 이런 사람들의 수가 포함되어 있지 않은 것이다. 훈자 사람들은 대부분 건강하고 활발하며, 죽음에 이르기 며칠 전까지도 왕성하게 자신의 일을 한다. 이들에게 삶의 질은 삶의 양보다 훨씬 더 중요하다. 훈자 사람들은 둘 다 가진 셈이다.

　훈자 사람들의 비타민 A 섭취량이 FDA가 알약이나 캡슐에 허용하는 양의 7.5배에 달한다는 것을 기억하자. 그리고 비타민 A의 섭취량을 제한하고 있는 바로 그 기관이 미국인들의 살구 씨 섭취를 법률로 금지하기 위해 노력해 왔다는 것을 상기하자.

　훈자의 여인들은 나이가 들어서도 놀라울 정도로 부드러운 피부를 유지하는 것으로 알려져 있다. 그리고 이들의 얼굴은 다른 나라에 사는 같은 나이의 여인들보다 15~20세 정도 젊어 보인다고 하는데, 그 비결은 매일 바르는 살구 씨 기름에 있다고 한다.

1974년, 미국 의회 상원의원 찰스 퍼시Charles Percy는 의회 노화특별위원회 위원 자격으로 훈자를 방문했다가 미국으로 돌아온 후 다음과 같이 말했다.

"우리는 훈자 사람들의 생활 방식을 흥미롭게 관찰하기 시작했다. 그들의 식습관이 장수의 비결일 수 있는 것인가? …… 훈자 사람들 중에는 자신들의 장수 비결이 살구 때문이라고 생각하는 이들이 많다. 여름에는 살구나무에서 그대로 따서 먹고, 긴 겨울에 먹을 살구는 햇빛에 말려 둔다. 지구상의 많은 지역에서 쌀을 주식으로 삼고 있는 것처럼, 살구는 훈자 사람들의 진정한 주식이었다. 훈자에서 살구 씨는 잘 갈아서 기름을 짜고, 요리를 하거나 불을 밝히는 데 모두 사용된다.*

그래서 훈자 사람들은 살구와 살구 씨를 섭취하는 것 외에도 살구 씨 기름을 짜서 거의 모든 생활에 활용하고 있었다. 그들이 니트릴로사이드의 화학 작용과 생리적 현상에 대해 문외한이라는 것은 서양의 과학자들과 마찬가지였다. 하지만 그들은 니트릴로사이드를 풍부하게 섭취하면 생명을 연장하는데 효과가 있다는 것을 경험적으로 알고 있었다.

알렌 바닉 박사의 책과 유사한 단행본이 대여섯 권 있는데, 이 책의 저자들은 훈자를 찾아가려고 히말라야 산의 험준한 계곡을 목숨 걸고 지나간 사람들이다. 이 외에도 신문과 잡지에 훈자 사람들의 식생활을 소개한 기사는 수없이 많다. 그런 기사들을 보면 평범한 훈자 사람

---

* "훈자에서는 100세까지 삽니다.", 퍼레이드(Parade), 1974년 2월 17일자, p.11.

들의 식탁을 그림으로 보여준다.

훈자 사람들은 식단에서 빠지지 않는 살구 외에도 곡류와 신선한 야채를 먹는다. 메밀과 기장, 알팔파, 완두콩, 누에콩, 순무, 양상추, 콩나물, 숙주나물, 다양한 장과류 등이 그들의 식단을 채운다. 이 가운데 양상추와 순무를 제외하면 모든 것에 니트릴로사이드, 즉 비타민 B17이 함유되어 있다.

최근에는 훈자로 들어갈 수 있는 좁은 도로가 마침내 완성되어 '현대 문명'의 식재료들이 그곳으로 전해졌다고 한다. 이와 더불어 몇 건의 암 발병 사례도 등장했다.

1927년, 맥캐리슨 박사는 인도 음식의 영양을 연구하는 책임자로 임명되었다. 그의 과제 중에는 훈자 사람들의 식단이 다른 나라 사람들의 식단과 비교했을 때, 알비노 쥐들에게 어떤 효과를 보이는지를 알아보는 것도 포함되어 있었다. 1,000마리 이상의 알비노 쥐가 실험에 사용되었다. 쥐가 태어나면서부터 27개월이 될 때까지 주의 깊게 관찰되었다. (알비노 쥐의 27개월은 사람의 50세에 상응하는 기간이다.) 그런 다음 훈자 식단에 오르는 음식을 먹었던 쥐들을 죽여서 부검을 해보았다. 맥캐리슨 박사가 발견한 것은 다음과 같다.

"연구에 사용된 알비노 쥐들의 체내에는 지난 27개월 동안 질병이 존재하지 않았다. 성체 그룹에서 자연사한 쥐도 없었다. 몇 가지 사고사를 제외하고는 어린 쥐가 죽은 사례도 없었다. 쥐들 중 몇은 내가 모르는 알 수 없는 질병을 앓고 있었을 수도 있겠지만, 그렇다고 해도 임상적으로 또는 현미경 관찰로 발견한 것은 없었다."[*]

---

[*] 인용 : 레니 테일러, 훈자 건강의 비밀(Hunza Health Secrets, 어워드 북스, 1964년), p.96~97.

이와 대조적으로 인도와 파키스탄 사람들의 식단에 오르는 음식을 먹은 2,000마리 이상의 쥐들은 얼마 지나지 않아서 안질환, 종양, 종기, 치아 손상, 척추 측만, 탈모, 빈혈, 피부병, 심장 질환, 신장 질환, 분비선 이상, 소화기 장애 등이 발생했다.

후속 실험에서 맥캐리슨 박사는 영국 하층민들이 즐겨 먹는 식단을 쥐들에게 제공해 보았다. 메뉴는 가공된 흰 빵, 마가린, 단맛을 낸 홍차, 삶은 야채, 통조림 육류, 그리고 값싼 잼과 젤리 등이었다. 미국인들의 식단과도 크게 다르지 않은 음식이었다. 실험 결과 쥐들은 각종 만성 신진대사 질병과 신경쇠약에 걸린 것으로 확인되었다. 이에 대해 맥캐리슨 박사는 다음과 같이 썼다.

"쥐들은 초조하고 불안해했고, 실험 수행자들의 손을 물기 일쑤였다. 한 우리에 함께 사는 것이 불행해 보였으며, 실험을 시작한지 16일째 되는 날에는 약한 쥐를 물어뜯어 죽이거나 먹기도 했다."*

따라서 훈자 사람들이 암에 걸리지 않는 것과 서구화 된 사람들이 만성 신진대사 질병인 암의 희생양인 것은 놀라운 일이 아니다. 혹시라도 이런 차이가 '유전적인 요소에 의한 것'이라고 의심하는 사람들이 있을까 싶어 한마디 덧붙이겠다. 훈자 사람들이 자신들의 고립된 땅에서 나와 다른 나라 사람들이 먹는 식단으로 살아가기 시작하는 순간, 이들 역시 다른 나라 사람들과 마찬가지로 암을 포함한 여러 가지 질병에 시달리게 될 것이다.

에스키모들 역시 의료진의 관찰 결과 암으로부터 자유로운 또 다른 민족이다. 빌잘머 스테판슨VilhJalmur Stefanson의 책 『암, 문명의 질병

---

* 인용 : 레니 테일러, 훈자 건강의 비밀(Hunza Health Secrets, 어워드 북스, 1964년), p.97.

인가? 인류학과 역사학적 연구Cancer: Disease of Civilization? An Anthropological and Historical Study』*를 보면, 전통적인 에스키모의 식단에 니트릴로사이드가 풍부하다는 것을 알 수 있다. 에스키모들은 카리부(caribou, 북미에 사는 순록) 고기와 그 밖의 초식 동물, 북극 지역에 풍성히 자라는 새먼베리(salmonberry, 남디가 원산지인 산딸기)로부터 니트릴로사이드 영양소를 공급받는다. 에스키모들의 또 다른 별미는 카리부와 사슴의 위 내용물로 만든 그린 샐러드인데, 이 동물의 위에는 툰드라에 서식하는 신선한 풀이 가득하다. 이 풀 중에는 애로우 그래스(Arrow grass : Triglochin Maritima, 지채과에 딸린 여러해살이풀)가 매우 흔하다. 미국 농무부가 주관한 연구에 따르면, 애로우 그래스는 다른 풀들에 비해 니트릴로사이드 함유량이 매우 높은 것으로 확인되었다.

　　에스키모들이 전통적인 삶의 방식을 버리고 서양 음식에 의존하게 되면 어떤 일이 일어날까? 빌잘머 스테판슨의 연구 결과에 의하면, 평범한 미국인들보다 암에 걸릴 확률이 더욱 높아진다고 한다.

　　의학박사 오토 쉐퍼Otto Schaefer는 에스키모의 건강과 식단을 연구했다. 1950년대 이후 캐나다 극지방에 군사 시설과 민간 공항이 들어서면서부터 에스키모들의 삶은 엄청난 변화를 겪게 되는데, 특히 식습관의 변화가 더욱 심했다. 환경의 변화로 인해 에스키모들은 새로운 직업과 새로운 집, 새로운 학교, 그리고 새로운 식단을 갖게 되었던 것이다. 한 세대 이전만 해도 이들의 식단은 사냥한 고기와 물고기, 철마다 나는 장과류, 근류, 푸른 채소류와 해초류였다. 탄수화물은 거의 찾아볼 수 없었다. 갑자기 이 모든 것이 변한 것이었다. 쉐퍼 박사는 자신의 연

---

* 힐 앤드 왕(Hill and Wang)출판사, 1960.

구 결과를 다음과 같이 설명했다.

> "에스키모들이 이전의 유목민적 삶을 버리고 정착 세계에 발을 들여놓으면, 그와 그의 가족은 엄청난 변화를 겪게 됩니다. 아이들은 더 빨리 더 크게 자라고, 일찍 사춘기를 겪게 되며, 치아가 썩습니다. 결혼한 여인들은 담낭 질환에 걸리게 됩니다. 그리고 가족의 일원 중 누군가는 백인들의 질병으로 잘 알려진 퇴행성 질환을 겪게 됩니다."[*]

지구상에는 같은 특성을 지닌 사람들이 많다. 흑해 북동쪽 코카서스Caucasus 산지에 살고 있는 압하스Abkhaz 사람들은 훈자 사람들과 비슷한 수준의 건강과 장수 기록을 가지고 있다. 이들 두 민족의 공통점은 실로 놀랍다. 압하스 지역은 추수를 쉽게 허락하지 않는 단단한 땅이다. 그래서 이 지역 사람들은 강도 높은 육체노동에 익숙하다. 결과적으로 이들의 몸과 정신은 죽기 직전까지 매우 건강하다. 죽음에 이르는 순간까지도 질환이 없거나 있더라도 그 수가 매우 적다. 훈자 사람들과 마찬가지로 압하스 사람들은 80세를 훌쩍 넘어서까지 살 수 있을 것이라고 기대한다. 그들 중 대부분은 100세 이상 산다. 1972년, 세계에서 가장 장수한 사람으로 알려졌던 압하스인 시랄리 미슬리모프 Shirali Mislimov 옹사는 165세로 추정되었다.[**]

두 문화의 또 다른 공통점은 다름 아닌 음식이다. 두 민족의 식단은 탄수화물 비중이 매우 낮으며, 식물성 단백질 함유량이 높고, 미네

---

[*] 뉴트리션 투데이(Nutrition Today), 1971년 11/12월호. "에스키모인, 드디어 정제된 현대식 음식과 만나다(Modern Refined Foods Finally Reach The Eskimos)", 카이저 건강 연구, 1972년 5월호, p.11, 46, 48.
[**] '장수의 비결', 술라 베넷 지음(「뉴욕 타임스」 뉴스 서비스), LA 헤럴드 이그제미너, 1972년 1월 2일 A-12페이지 인용. "러시아 연구, 장수의 레시피를 찾아내다(Soviet Study Finds Recipe for Long Life)", 내서널 인콰이어러, 1972년 8월 27일, p.13 인용.

랄과 비타민(특히 비타민 B17)이 풍부하다.

 북아메리카 인디언들도 원래의 전통과 식습관에 맞춰 살았을 때는 암이라는 질병과 거리가 멀었다. 한때 미국 의사회에서는 호피 인디언과 나바호 인디언들의 암 발병률이 왜 그렇게 낮은지에 대해 조사해 줄 것을 연방정부에 요청했다. 1949년 2월 5일, 「미국 의사회 저널」에는 다음과 같은 글이 실렸다.

> 인디언의 식단은 보잘것없고 양도 적어 보였다. 다양성도 떨어졌다. 그런데 의사들은 이것이 가나도 애리조나 미션 병원Ganado Arizona Mission Hospital에 등록된 3만 명 중에 악성 암 발병 건수가 36건밖에 되지 않는 것과 어떤 연관성이 있는 것은 아닌지 궁금증을 갖게 되었다. 또한 백인의 경우라면, 같은 인구수 중에서 암 발병 건수가 1,800여 건에 달할 것이라고 말했다.

 1,800여 건과 비교할 때 36건은 2%에 불과하다. 뭔가가 있음이 분명했다. 크렙스 주니어 박사는 이 문제에 대해 심도 있는 연구를 진행했고, 그 결과를 다음과 같이 썼다.

> "북아메리카 지역에 거주하는 다양한 인디언 부족을 대상으로 그들의 식단에 함유된 니트릴로사이드 함량에 대해 역사적 자료와 인류학적 자료를 분석하였습니다. 이 근거 자료야말로 니트릴로사이드 음식의 독성 논란을 영원히 종식시키는 자료입니다. 이들 인디언 부족 중 몇몇은 하루 8,000밀리그램에 해당하는 비타민 B17을 섭취하였습니다. 모독 인디언Modok Indian에 대한 데이터는 특별히 완성도가 높습니다."*

---

* 크렙스 주니어 박사가 국립 암협회의 딘 버크 박사에게 쓴 편지, 1972년 3월 14일자, 그리핀의 사적인 편지 모음.

아프리카나 남아메리카 열대 지역에 사는 원주민 중 암이 없는 사람들을 살펴봐도 니트릴로사이드가 풍부한 음식을 다양하게 섭취했음을 알 수 있다. 사실상 이 지역에서 자라는 식물 중 30% 이상이 비타민 B17을 함유하고 있었다. 가장 흔한 경우는 카사바cassava인데, '열대의 빵'으로 불리기도 한다. 이 식물은 서양 문명에서 선호하는 달콤한 카사바가 아니다. 이 지역에서 자라는 카사바는 훨씬 쓰지만 니트릴로사이드가 다량 함유되어 있다. 달콤한 카사바는 핵심 물질인 니트릴로사이드가 소량 함유되어 있고, 그나마도 가공 과정에서 제거되어 거의 모든 니트릴 이온이 없어지게 된다.*

1913년으로 거슬러 올라가면, 세계적으로 유명한 아프리카 의료 선교사이자 의사였던 앨버트 슈바이처Albert Schweitzer 박사도 암의 근본 원인에 관심을 가졌었다. 그는 이 특정한 물질을 따로 지적하지는 않았지만, 식단의 차이가 원인이라는 것에는 확신이 있었다. 알렉산더 버글라스Alexander Berglas는 자신의 책 『암, 원인과 치료Cancer: Cause and Cure, Pasteur Institute』(1957년)의 서문에 이렇게 썼다.

> "1913년, 가봉에 처음 왔을 때 암이 없다는 사실에 충격을 받았다. 해안에서 200마일 안쪽에 거주하는 원주민들에게서 단 한 사람의 암환자도 발견하지 못했다. 물론 암이 전혀 없었다고 말할 수는 없을 것이다. 그러나 모든 개척 의사들과 마찬가지로 암환자가 있었다고 하더라도 매우 드물었을 것이라고 말할 수 있다. 암의 부재는 원주민들과 유럽인들이 먹는 음식의 영양분 차이에서 오는 것으로

---

* 크렙스(Krebs), 암의 조절과 예방에 사용되는 레이어트릴/니트릴로사이드(몬트리올: 맥노튼 재단, n.d.), p.9~10.

보였다. ……"

각종 선교 잡지와 의료 저널을 살펴보면 전 세계에 암이 없는 사람들이 얼마나 많은지를 잘 알 수 있다. 그들이 사는 곳이 열대 지역인 경우도 있고, 북극인 경우도 있다. 어떤 문화는 사냥을 해서 육류를 많이 먹고, 어떤 문화는 채식을 해서 고기를 전혀 먹지 않는다. 모든 대륙과 인류를 통틀어서 정리해 볼 때, 암으로부터 자유로운 이들 문화에는 공통점이 있다. 암에 걸리지 않는 비율은 자연으로부터 얻는 식단에 포함된 비타민 B17의 함량과 직접적으로 비례한다는 사실이다.

이러한 결론을 반박하는 회의론자들은 원시적인 문화 속에 사는 사람들이 현대인들처럼 암 유발 환경에 노출되어 있지 않기 때문이라고 지적할 수도 있다. 환경적 차이가 암에 대한 면역력의 차이라는 것이다. 암으로부터 거리가 먼 사람들도 현대인들처럼 스모그 가득한 공기를 호흡하고, 담배를 피우고, 동일한 화학 첨가제를 음식과 물에 첨가해서 먹고, 같은 비누와 데오도란트(deodorant, 냄새 제거제)를 사용하고도 결과가 다른지를 봐야 한다는 것이다.

회의론자들의 주장에도 일리가 있다. 그러나 불행하게도 이 문제조차도 이제는 경험으로 해결되어 버렸다. 인구 밀집도가 높고, 대기오염이 심한 캘리포니아 주의 한 인구 집단은 다른 지역의 인구 표본과 매우 다른 통계를 보인다. 10만 명에 달하는 이 인구 샘플은 암 발병률이 평균보다 50%나 낮다. 그러나 성별과 나이, 사회경제적 지위와 교육, 직업, 민족적·문화적 성향은 동일하다. 이 독특한 그룹은 바로 제칠일안식일교회 신자들이다.

캘리포니아 주의 다른 인구 집단과 이 집단을 구분하는 오직 한 가지 물리적인 차이가 있다. 이들 대부분이 '채식주의자'라는 것이다. 또한 이들은 식단에서 부족한 육류를 보충하기 위해 채소 섭취량을 늘임으로써 비타민 B17(니트릴로사이드)의 섭취를 비율적으로 늘이게 된다.* 그런데 이들이 훈자 사람들이나 에스키모 원주민, 또는 다른 민족들처럼 완전히 암에서 자유롭지 못한 것은 다음과 같은 이유 때문인 것으로 보인다.

첫째, 거의 평생을 서양인의 일반적인 식단으로 살다가 어느 시점에 비타민 B17을 섭취하는 흐름에 합류하게 된 멤버들이 많다는 점이다. 둘째, 섭취된 야채와 과일이 비타민 B17의 섭취를 목적으로 선택된 것이 아니라는 것과 과일의 씨까지 먹는 것은 일반적이지 않다는 점이다. 셋째, 모든 제칠일안식일교회 신도들이 채식주의 식단을 고수하지 않는다는 점이다.

종교적인 이유로 육식을 거의 하지 않으며, 훨씬 더 많은 곡류와 야채, 과일을 먹음으로써 비타민 B17을 많이 섭취하는 또 다른 집단은 몰몬교 사람들이다. 유타 주 인구 중 73%가 몰몬교 신자인데, 이들의 암 발병률은 국가 평균 수치보다 25% 낮다. 90%의 인구가 몰몬교 신자인 유타 프로보 지역은 암 발병률이 여성의 경우는 국가 평균 수치보다 28% 낮고, 남성의 경우는 38% 낮다.**

1940년 여름, 네덜란드는 나치 독일군에 의해 점령당한다. 그리고 독재 정권 치하에서 국가 전체의 9백만 인구가 식습관을 바꾸도록 강

---

* 야채에서 발견되는 물질로서 항암 작용을 하는 것으로 알려진 것에는 베타카로틴, 사포닌 등이 있다. 이들 화학 물질은 다양한 야채와 콩류에서 발견된다. 그러나 니트릴로사이드의 항암 효과가 가장 강력한 것으로 보인다. *참고 자료 : "야채 매니아, 건강에 유익한 사포닌-과학자들이 예찬하다," 리차드 립킨(Richard Lipkin) 지음, 사이언스 뉴스, 1995년 12월 9일, p.392~393.
** "몰몬교도 암 발병률 최소로 나타나," LA 타임스, 1974년 8월 22일, 제2부, p.1.

요 받았다. 그 당시 블라르딩겐 지역의 의사였던 모어먼Moerman 박사는 네덜란드에서 무슨 일이 일어났는지를 이렇게 묘사했다.

"흰 빵은 통밀 빵과 귀리 빵으로 대체되었고, 설탕 공급은 급격하게 줄었다가 결국은 완전히 중단됐습니다. 설탕이 필요할 때는 꿀을 사용했습니다. 해외에서 석유 공급이 중단되자 마가린이 생산되지 않았고, 사람들은 버터를 구하려고 노력했습니다. 이에 더해서 소비자들은 최대한 많은 과일과 야채를 공급받으려고 애썼고, 농부들에게 직접 사서 비축해 두기도 했습니다. 요약하면, 사람들은 배고픔을 채우기 위해 비타민이 풍부한 자연 식품을 대량 섭취하게 되었다는 것입니다. 자, 이제 나중에 무슨 일이 일어났을 지를 생각해 봅시다. 1945년에 이 강요된 식습관은 갑작스럽게 끝나게 되었습니다. 결과는? 사람들은 다시 흰 빵, 마가린, 탈지유, 설탕, 고기 등을 많이 먹게 되었고, 야채와 과일을 먹는 양은 감소했습니다. …… 요약하자면, 가공식품의 섭취량은 늘어난 반면에 자연식품의 섭취량은 줄어들게 된 것입니다. 그래서 비타민 섭취량이 급격히 감소하게 되었습니다."*

모어먼 박사는 네덜란드 사람들의 암 발병률이 1942년에 최고점을 찍은 이후 감소하여 1945년에 가장 낮았다는 것을 보여주었다. 그러나 1945년 이후 가공식품의 소비량이 늘어나면서 암 발병률은 다시 올라갔고, 그 이후 점진적인 증가 추세가 이어지고 있다.

물론 네덜란드의 경우나 미국의 제칠일안식교 신도들, 그리고 몰몬교 신도들의 식습관으로 특정 성분에 대한 근거를 제시하는 데는 한계가 있다. 이들의 식습관이 특정 식품 성분 혹은 성분들에 집중한 것

---

* "암 문제의 해결책" p.31.

이 아니고, 식단의 자료 조사 또한 구체적 성분을 규명하지 않았기 때문이다. 자, 이제는 성분의 범위를 좁혀 보자.

1960년대 이후로 항암 효과가 있는 비타민 이론을 받아들이고, 이에 따라 식단을 바꾼 사람들이 있다. 이들은 모든 직종을 대표하고, 모든 나이, 성별을 대표하며 전 세계 거의 모든 선진국에 살고 있다. 미국에도 수천 명이 있다.* 그렇다면 비타민 B17이 풍부한 식단을 유지한 후에 이들 중 누구도 암에 걸린 일이 없다는 것은 정말 유의미한 결과인 것이다.**

미국 최고의 영양학자인 동시에 식단과 암의 관계를 연구하는 전문가로 알려진 한 여성이 있었다. 그녀의 이름은 아델 데이비스Adelle Davis였다. 1973년 여름, 안타깝게도 그녀의 몸속에 암 중에서 가장 치명적인 암이 발병하였고, 이듬해 5월에 사망하고 말았다. 그녀의 사망 소식을 들은 사람들은 이를 암에 대한 영양학적 이론의 종말이라고 생각했다. 그러나 그녀가 쓴 책과 강연했던 내용을 살펴본 결과, 그녀는 니트릴로사이드를 비타민으로 취급하지 않았음을 볼 수 있었다. 비타

---

* 딘 버크 박사는 국회의원 루 프레이 주니어에게 1972년 5월 30일자로 편지를 써서 "의학박사들을 포함해 적어도 750명의 사람들이 암 발병을 염두에 두고 예방을 위해 이것을 먹고 있다는 연락을 받았다고 말했다." 암 통제 저널, 1973년 5/6월호 1페이지 참고. 이와 마찬가지로 이 책의 저자는 지난 20년간 말 그대로 수천 명의 레이어트릴 사용자와 연락을 취해 왔다.

** 이 책의 1974년 초판에 이 문장을 쓴 이후로 나는 살구 씨를 정기적으로 복용하고도 암에 걸렸다고 주장하는 사람을 두 명 만났다. 단 두 명이다! 이들이 몇 개의 살구 씨를 먹었는지, 또 그 이외에 무엇을 먹었는지는 알 수가 없다. (한 경우에는 식단이 끔찍했다고 한다.) 또 이들이 얼마나 식단 프로그램에 충실했는지, 이전의 건강 상태가 어땠는지, 또는 엑스레이와 담배를 포함해 어떤 발암물질에 노출되었는지 알 수가 없다. 그러나 이 두 명 때문에 비타민 해결법이 암을 100% 치료할 수 있는 것은 아니라는 점을 인정한다. 그렇다면 99%는 받아들이는가?

민은커녕 핵심 식품 성분으로도 취급하지 않고 있었다. 또한 레이어트 릴에 관해서는 암에 걸린 후에는 효과적인 치료 방법으로 보고 있었다. 덜 농축된 형태로, 더 자연적인 형태의 영양소로서 일상의 식단에서 필수적이라는 관념은 갖지 못했던 것이다. 본인이 암에 걸리고 나서도 그녀는 니트릴로사이드와 암의 연관성을 파악하지 못했다. 나는 그녀가 죽기 전에 이 문제에 대해 그녀와 직접 대화를 나눈 적이 있는데, 그녀의 대답은 다음과 같았다.

"발암물질이 수백 가지의 식품 보존제, 첨가제, 약물 스프레이, 화학비료, 오염된 공기와 물 등에 퍼져 있는 상황에서 암이 '결핍증'이라는 말은 정확한 표현이라고 보기 어렵습니다. 지나치게 단순화된 것이라고 생각합니다."[*]

기록은 영원히 남는 자료이니 이 책에서 그녀가 진정으로 훌륭한 영양학자였는지를 짚어 볼 필요가 있다고 생각한다. 아델 데이비스는 수천 명의 사람들이 더 나은 식단과 건강한 조리법을 사용해 건강을 되찾도록 도왔다. 하지만 앞서 본 사례들처럼 니트릴로사이드가 풍부한 식품을 포함하도록 식단을 바꾼 사람들의 생각에 그녀가 동의하지 않았다는 점은 분명하다.

자, 이제 현실을 재조명해 보자. 세 사람 중 한 사람이 암으로 고통받는 상황에서 니트릴로사이드를 정기적으로 섭취한 사람들은 1,000명 중에 한 사람도 암에 걸리지 않았다.

이 모든 사실을 종합한 논리의 결론은 매우 명백하기에 이 논의를 여기에서 마감해도 괜찮을 것이다. 그러나 이 이론에 대한 강력한 반대

---

[*] 아델 데이비스가 에드워드 그리핀에게 쓴 글, 1973년 8월 1일자, 그리핀의 사적인 편지 모음.

가 있기 때문에 이론의 논리만으로 만족스러워할 수는 없다. 이제는 이론의 과학을 통해 우리의 확신을 더욱 강화해야 한다. 또한 지금까지의 논리에서 보여준 것처럼 '왜 레이어트릴이 효과가 있는지를' 정확하게 이해해야 한다.

04
암의 원인을 규명한 영양막세포 이론

영양막세포 이론은 가장 오래되고, 가장 강력하며, 현존하는 것 중 가장 유력한 암 이론이다. 그동안 새로운 암 연구 결과들이 많이 나왔지만 그 어느 것 하나 이에 대항하지 못했고, 70년의 세월 동안 아무런 흠집이 나지 않은 채 이 이론은 당당히 존재해 왔다.

1902년에 스코틀랜드 에딘버러 대학의 발생학(Embryology, 생물의 개체 발생을 연구하는 생물학) 교수인 존 비어드John Beard는 영국의 의학 저널 「랜싯Lancet」에 논문을 발표했다. 논문의 내용은 암세포와 임신 초기의 배아기 이전 세포는 아무런 차이가 없다는 것이었다. 전문 용어로는 이런 정상적인 세포를 '영양막세포trophoblast'라고 부른다. 심도 있는 연구를 진행한 결과 비어드 교수는 암과 영양막세포가 사실상 동일한 세포라는 결론에 도달했다. 그래서 그의 이론은 '암 영양막세포 이론'이라 불리게 되었다.[*]

임신 중에 나타나는 영양막세포는 암의 특성으로 알려져 있는 모

---

[*] '암 일원론'이라 불리기도 한다. 모든 암이 근본적으로 동일하다는 전제를 기초로 하는 이론이기 때문이다.

든 양상을 보여준다. 급속도로 퍼지고 번식해서 배아가 모체의 보호와 양분을 얻기 위해 부착할 수 있도록 자궁벽에 침입한다. 영양막세포는 '분화전능 2배체'*로 불리는 다른 세포의 연쇄 반응 결과로 나타난다. 우리의 목적에 맞게 이 세포를 '만능total-life세포'라고 단순하게 부르기로 하자. 이 세포들은 완전한 개체가 보이게 될 특성을 다 소유하고 있다. 그래서 어떤 기관이나 조직, 혹은 완전한 배아 개체로도 분화할 수 있는 능력을 가지고 있다.

우리 몸속에서 만능세포의 80%는 난소나 고환에 모여 있다. 다음 세대에 태어날 개체를 위해 유전적 저장고 역할을 하는 곳이다. 나머지는 몸의 다른 곳에 흩어져 있다. 아직 그 이유는 정확히 알 수 없으나 손상되거나 노화된 조직의 치유 절차나 재생 절차와 관련이 있지 않을까 추정한다.

에스트로겐 호르몬은 생체 조직에서 일어나는 변화에 영향력이 있는 것으로 알려져 있다. 통상적으로 '여성 호르몬'이라고 널리 알려져 있지만 양 성에서 다 발견되며, 생명 유지에 필수적인 기능을 수행한다. 육체적 외상을 입게 되는 경우나 화학적 반응으로든, 질병으로든 몸이 손상되면 상해를 입은 곳에 에스트로겐과 다른 스테로이드 호르몬의 농도가 크게 증가한다. 아마도 에스트로겐이 세포 성장과 손상을 보수하는 자극제나 촉진제로 작용한다고 추정한다.

---

* 이러한 세포 형성의 모든 세부 사항을 다 언급할 필요는 없을 것이다. 핵심에서 벗어난 정보는 이해에 짐이 될 뿐이다. 배경 지식에 더 관심이 있는 사람은 배아학에 관한 기본서를 찾아보면 쉽게 정보를 얻을 수 있을 것이다. 존 비어드의 책 『암의 효소 치료와 과학적 기반』(차토 & 윈더스, 1911년)과 찰스 구르찻(Charles Gurchot)의 책 『암 생물학』(프리드먼, 1948년)이 있다.

지금에 와서 알려진 사실은 만능세포들이 스테로이드 호르몬과 만나서 영양막세포를 형성하도록 자극을 받는다는 것이다. 스테로이드 호르몬은 '형성체를 자극하는' 역할을 한다. 만약 임신 상태에서 수정란으로부터 진행된 만능세포에 이 현상이 일어나면 태반과 탯줄이 형성되어 배아의 영양 공급이 시작되는 것이다. 그러나 일반적인 치유 절차의 과정으로서 임신과 관계없이 만능세포가 기능을 발휘하게 되면 암이 되는 것이다. 좀 더 정확하게 말하자면, 만약 치유 과제가 완수되었는데도 치유 절차가 종결되지 않으면 이것이 바로 암인 것이다.

미국 버클리 의대 교수인 하딘 존스Hardin B. Jones 박사는 「암에 관한 보고서」*에서 많은 것을 세상에 알렸다. 그는 이런 현상에 대해 다음과 같이 말했다.

> "암에 대한 두 번째 중요한 고려 사항은 이미 발병한 거의 모든 암에 임의의 생존 확률이 존재한다는 점이다. 암이 얼마나 지속되었는지 상관이 없다. 이것은 질병의 진행을 막기 위한 신체의 자연스러운 생리적 규제가 존재한다는 것을 강력하게 암시해 주는 것이다. 또한 암 말기에 흔히 관찰되는 질병의 급속한 진행은 자연스러운 규제력이 더는 견디지 못하고 고장이 난 경우에 해당하는 것이라고 볼 수 있다."

우리는 곧 치유 과정에 대한 자연적 규제력이 왜 고장이 나는지를 보게 될 것이다. 하지만 지금으로서는 다음과 같이 정리하겠다. 생물학적 과정을 너무 간소화시키는 것이 될 수도 있겠지만, 한마디로 말해

---

* 미국 암학회에서 주관한 제11회 '연례 과학 저술가 회의'에서 공개된 논문, 뉴올리언스, 1969년 3월 7일.

암은 과잉 치료의 결과라고 말할 수 있다. 그렇기 때문에 흡연이나 태양에 과도한 노출, 또는 해로운 화학 약품이 암을 유발하는 것처럼 보이는 것이다. 즉 몸에 손상을 입히는 것은 그 무엇이든 손상에 대한 반응으로 나타나는 몸의 자연 치유 절차가 정상적으로 기능하지 못하면 암으로 이어질 수 있는 것이다. 앞으로 더 설명할 것이다.

캘리포니아 팔로알토의 스튜어트 존스Stewart M. Jones 박사는 이 과정을 다음과 같이 설명했다.

> "임신 이외의 상태에서 영양막세포가 나타나면 정상적인 임신 상태에서처럼 이를 통제할 자연적인 힘이 존재하지 않게 된다. 그래서 이 경우에는 무제한적으로 번식, 침입, 연장, 전이가 시작된다. 보통 이런 현상은 형성체 역할을 하는 에스트로겐에 의해 유발된다. 그리고 에스트로겐이 지속적으로 존재하면 영양막세포의 활동을 지속적으로 촉진한다. 이것이 암의 시작이다."*

에스트로겐이나 다른 스테로이드 호르몬이 동원된 연쇄 반응을 통해서 암세포가 생기게 된다는 것이 사실이라면, 이런 호르몬의 체내 농도를 자연스럽지 못한 정도로 높이는 것은 암이 발병하는데 호조건이 될 것이라는 논리가 성립된다. 실제로 이것은 사실로 판명되었다. '디에틸스틸베스트롤diethylstilbestol'이라는 종합 에스트로겐 화합물은 소를 살찌우는 용도로 사용했었지만, 1972년에 사용이 금지되었다. 그 이유는 식료품 상점에서 판매하는 소고기에 남아 있던 디에틸스틸베스트롤의 흔적만으로도 실험실 쥐에서 위암을 일으켰기 때문이다.

또한 피임약을 복용하는 여성에게서 발견된 사실이 있다. 복용하

---

* "암 영양학 기본 원리." S. M. 존스 이학석사, 문학사, 의학박사, 팔로알토 출판사, 1972년, p.6.

는 제품이 에스트로겐을 함유한 제품이라면 더더욱 돌이킬 수 없는 유전적 변형을 겪게 하고, 피임을 하지 않는 여성들에 비해 3배 이상 암에 걸릴 확률이 높아진다. 이 사실은 캘리포니아 산타바바라에 위치한 제너럴 병원 암 통제 클리닉의 책임자인 오토 사토리우스Otto Sartorius 박사가 강조한 사실이다. 그는 이렇게 말했다.

"에스트로겐은 암(종양)이 먹고 사는 주식이라고 보면 됩니다. 하등 동물들에서 암을 양산하기 위해 먼저 에스트로겐 환경을 만들지요."*

이런 논의에 혼란을 일으키는 요인이 있다. 때로 어떤 암은 에스트로겐이나 테스토스테론을 쓰는 호르몬 치료에 반응하는 것으로 나타나기 때문이다. 그러나 효과를 보이는 경우는 오직 전립선 암 같이 생식샘에 생기는 암이나 성 호르몬에 크게 영향을 받는 기관들이다. 여성 환자들은 남성 호르몬을 투여 받고, 남성들은 여성 호르몬을 주입받게 된다. 기대하는 효과는 주입된 호르몬이 암에 걸린 생식샘에 반대 작용을 하거나 중화 반응을 일으켜 암세포를 약화시키는 것이다. 이렇게 해서 암이 저지되었다면 암이 치료되어서라기보다 성 호르몬에 영향을 받는 기관의 활동이 저지되었기 때문이다.

게다가 이런 치료법을 쓸 경우 환자의 '성 생리의 변화'라는 부작용이 생긴다. 더욱이 암이 저지되는 결과가 있다 한들 일시적인 것에 불과하다는 것이 많은 의사들의 의견이다. 이것은 암이 치료되었다는 것이 아니라 일시적으로 지연되었다는 것을 의미한다. 최악의 부작용

---

* "피임약이 당신의 가슴을 위협한다(Birth Control Pills Endan ger Your Breasts)", 이다 오노로프(Ida Honorof), 예방(Preven tion), 1972년 7월호, p.89. 또한 "암 위험 품은 피임약," LA 타임스, 1972년 11월 21일자, p.A-21.

은 특히 남성들이 에스트로겐을 사용할 때 발생한다. 신체 내에 스테로이드 호르몬 농도가 비정상적으로 높아지면 처음으로 암이 발병한 곳이 아닌 다른 곳에서 새로운 암 조직이 발생하는데 적합한 환경을 조성한다는 사실이다.

암세포가 생성되기 시작할 때, 몸은 발생 장소 주변의 정상 세포와 유사한 세포로 암세포를 둘러싸서 봉인하려는 반응을 보인다. 덩어리나 혹이 생기는 것이 이런 초기 반응의 결과이다. 스튜어트 존스 박사는 이렇게 말한다.

> "영양막세포에 대한 에스트로겐의 활동을 중화시키기 위해 몸은 영양막세포가 있는 자리에 베타-글루큐로니다제를 쏟아낸다. 이것은 에스트로겐과 접촉하면 이를 무력화시키는 물질이다. 동시에 영양막세포의 침입을 당한 조직은 주변을 보호하기 위해 방어적으로 번식을 한다. 우리 몸은 위의 과정을 통해 성공적으로 영양막세포의 병소를 통제한다. 그 결과 영양막세포는 죽게 되고 양성 용종이나 양성 종양이 그 자리에 남아 몸이 암을 이겨냈다는 승리의 기념물이 된다."[*]

현미경 검사를 통해 보면 대부분의 종양은 영양막세포와 주변 세포의 잡종 혹은 혼합물의 양상을 보인다. 이렇게 보이는 것 때문에 몇몇 연구자들은 암의 종류가 다양하다는 성급한 결론을 내리는 경우가 있다. 그러나 종양이 달라 보이는 정도는 종양에 양성 세포가 차지하는 비율에 따라 나타나는 결과다. 즉 종양이 달라 보인다는 것은 종양에 비암적인 주변 세포가 증식한 덩어리가 많이 분포한다는 의미인 것이다.

큰 악성 종양일수록 발생 위치에 상관없이 겉모습은 동일하다. 그

---

[*] "암 영양학 기본 원리." S. M. 존스 이학석사, 문학사, 의학박사, 팔로알토 출판사, 1972년, p.7.

리고 임신 중에 나타나는 영양막세포의 특성과 더욱 선명하게 닮은꼴이라는 것을 보여준다. 암 중에서 가장 악성인 암은 융모암이다. 이는 임신성 영양막세포와 거의 구별이 불가능할 정도다. 비어드 박사가 한 세기 전에 지적한 것처럼, 영양막세포와 암세포는 하나이며 동일한 존재다.

이러한 사실에서 파생되는 한 가지 흥미로운 사실을 곁가지로 소개하자면, 영양막세포들이 소변에서 검출되는 독특한 호르몬을 생산하는데, 이것은 '임부뇨 성선 자극 호르몬CGH'*이라 불린다. 만약 암이 영양막세포라면 암세포도 같은 호르몬을 분비하리라고 기대할 수 있다. 게다가 다른 세포는 CGH를 분비하지 않는다는 것 또한 사실이다.** 따라서 CGH가 소변에서 검출되면 정상적인 임신으로 인한 영양막세포가 생긴 것이거나 비정상적인 악성 암이 생겼다는 증거가 된다. 환자가 여성이면 임신 초기이거나 암인 것이고, 남성이면 암이 유일한 원인인 것이다.

이와 같은 중요한 사실은 상당히 큰 파급 효과를 내포하고 있다. 임신을 확인하는 방법으로 잘 알려진 토끼 테스트(rabbit test, 여성의 소변을 토끼에 주사하여 행하는 조기 임신 반응 시험)가 있는데, 이것과 유사한 소변 검사로 몸속에 암이 있는지 알 수 있다는 것이다. 이는 질병의 모습 또는 혹의 모양으로 암이 모습을 드러내기 전에 취할 수 있는 진단법이다. 그렇다면 외과적 조직 검사에 대해 의문이 생기지 않을 수 없다. 대부분의 의사들은 검사를 목적으로 할지라도 조직에 칼을 대는

---

* 인체 생물학에서는 'HCG(Human chorionic gonadotrophic, 인체 융모성 생식선 자극) 호르몬'이라 불린다.
** 유사한 물질이 뇌하수체어서 분비되지만 같은 물질은 아니다.

것은 종양이 번질 위험성을 높인다고 말한다. (앞으로 이 부분에 대한 설명을 더 할 것이다.) 어찌되었건 간에 CGH 소변 검사가 가능하다는 것을 고려할 때, 조직 검사라는 절차가 과연 필요한 것인지 의문의 여지가 있는 것이다.*

1960~1970년대에 마닐라의 산토 토마스 대학 수술의학과 교수인 마누엘 나바로Manuel Navarro 박사는 이 검사법을 미국 의사들에게 소개했고, 암환자와 일반 환자 모두에게서 95%의 정확도를 보고한 바 있다. 오류로 나타난 경우는 일반 환자들의 경우에서 보고되었다. 그러나 일반 환자들 중 대부분이 나중에 암의 임상적 증상을 보였다. 이는 CGH 테스트의 정확도가 완벽에 가깝다는 것을 보여준 것이다. CGH 테스트를 경험한 적이 있는 의사들은 검사 결과 영양막세포가 검출되면 절대로 오류가 아니라는 것을 진지하게 인정하고 있다.

자, 이제 암에 대한 방어기제로 넘어가 보자. 우리가 의학으로 암 정복을 기대하기 전에 자연이 암을 어떻게 정복하는지를 이해하자는 것이다. 자연이 어떤 방법으로 우리 몸을 보호하고 영양막세포의 성장을 통제하는지 말이다. 이것이 현대 암 연구의 방향을 결정하는 마땅한 기준이라고 생각하기가 쉬울 것이다. 그러나 불행히도 그렇지 않다. 대부분의 연구 프로젝트가 몰두하는 방향은 이색적이고 독성 있는 약물의 개발이나 몸의 선택적 부위에 죽음의 광선을 전달하는 기계를 개발하는 것에 맞추어져 있다. 자연에는 이와 같은 인공 암 대응법에 유

---

* 이것은 '마이크로-아슈하임 존데크 검사(micro-Aschheim Zondek test)'의 수정본으로 아슈하임 존데크 검사보다 더욱 민감한 검사 방법이다. 안트론 테스트(Anthrone test)와는 다른 검사 방법이다. 안트론 테스트는 유사한 원리에 기초하고 있으나 테스트에 기술적인 문제가 있어서 CGH 테스트만큼 신뢰도가 높지 않다.

사한 것이 전혀 없다. 그러니 암 치료법 발전에 실망스러운 결과뿐인 것은 당연하다. 그러나 최근에 많지는 않지만 몇몇 연구자들이 자연을 돌아보기 시작했다. 이러한 방향으로 노력을 계속한다면 성공적인 결실을 거두게 될 것이다. 새로운 연구 방향 중 가장 가능성이 높은 것은 우리 몸의 자연적인 면역 체계에 대한 연구다.

동물의 몸속에는 수십억 개의 백혈구가 들어 있다. 백혈구의 종류에는 림포사이트 lymphocyte, 류코사이트 leukocyte, 모노사이트 monocyte 등이 있는데, 이들은 모두 우리 몸에 해로운 것이나 이물질이 들어오면 공격하고 파괴하는 기능을 수행한다. 백혈구 수가 감소한 사람은 각종 질병에 잘 걸리게 된다. 만약 백혈구 수가 심각하게 줄어들면 감기에 걸리거나 작은 상처에 감염되어도 결국 죽게 된다.

백혈구가 하는 일은 이물질을 파괴하는 것이므로, 논리적으로 보면 이들이 암세포를 공격하는 것은 당연하다. 한 의료 저널에 이 문제에 관한 글이 실려 있다.

우리 몸의 중요한 성질 중 하나는 자기自己와 비자기非自己를 구분하는 능력을 가지고 있다는 것이다. 다른 말로 하면, 우리는 우리 몸에 들어오게 되는 이물질을 (생물학적으로) 알아볼 수 있다. 이 능력은 우리가 감염에 맞서 싸우도록 도우며, 미래의 감염에 대비한 저항을 만들어낸다. 이로 인해 장기 이식의 어려움이 가중되기도 한다. 복잡한 수술만 성공시키면 되는 것이 아니라, 몸이 받아들이도록 해야 한다는 문제가 있는 것이다. 우리 몸의 방어 시스템인 면역 기관에게는 박테리아, 바이러스, 이식되는 기관 모두가 침입자들이고 몰아내야 하는 대상이기 때문이다. 암 세포야말로 의심의 여지없이 우리 몸과 다른 물질인데, 어떻게 해서 면역 체계의 치명적인 위협을 벗어날 수 있었는지에 대해 면역학자들은 오랫동안 궁금하게 여겨 왔다. 도대체 어떻게 벗어 났느냐는 것이다.*

　이 연구가 매우 뛰어난 논문인 것은 인정한다. 그러나 안타깝게도 이 글에는 오류가 있다. 바로 '정통' 의학 암 연구에 깔려 있는 거대한 전제의 오류다. 그것은 다름 아닌 암세포가 우리 몸에 '이물질'이라는 전제다. 이와는 전혀 반대로 암세포는 영양막세포로서 생명의 사이클(임신과 치유)에 필수불가결한 요소이다. 그렇기 때문에 자연은 백혈구를 피할 수 있도록 효과적인 수단을 마련해 주었다.

　영양막세포의 특징 중 하나는 얇은 단백질 막으로 둘러싸여 있다는 것인데, 이 막은 음전하의 정전기를 띠고 있다. 전문 용어로는 '세포 주변 시알로뮤신 막Pericellular sialomucin coat'이라 부른다. 백혈구 역시 음전하를 띠고 있다. 그러므로 유사 극성이 서로를 밀어내는 전기적 특성에 따라 영양막세포는 백혈구로부터 잘 보호된다. 보호막은 다름 아닌 세포의 정전기장이다. 이러한 사실의 중요성에 대해 크렙스 주니어 박사는 다음과 같이 언급했다.

　　"75년간 기존의 면역학은 '암 항원'을 찾아내어 암 항체를 생산하려는 헛된 노력을 기울여 왔습니다. 돌 벽에 자신의 머리를 박아온 셈이지요. 암세포나 영양막세포는 항원성을 띠지 않습니다. 이는 세포 주변 시알로뮤신 막 때문입니다."**

　영양막세포의 파괴에 관해 비어드 박사는 1905년에 이미 자연의

---

* "암에 대한 새로운 공략," 로저 르윈(Roger Lewin), 연구의 세계(World of Research), 1973년 1월 3일, p.32.
** 크렙스 주니어 박사가 샌프란시스코 캘리포니아의 맥노튼 재단에 보낸 편지 중에서, 1971년 8월 2일자, 그리핀의 사적인 편지 모음.

결론을 파악하고 있었다. 우리 몸에는 10종 이상의 췌장 효소가 있는데, 그중 트립신trypsin과 키모트립신chymotrypsin이 영양막세포 파괴에 특히 중요한 역할을 하는 것으로 나타났다. 이 효소들은 췌장 샘에서 나올 때 비활성화 효소원의 상태였다가 소장에 들어가서 비로소 활성화된다. 활성화된 효소가 혈류에 합류해서 영양막세포에 도달하면 음전하를 띤 단백질 막을 소화하게 된다. 그렇게 되면 보호막을 잃은 암세포는 백혈구에 노출되어 공격을 받고 결국 죽는다.*

이 문제에 대한 대부분의 논의에서 림포사이트(lymphocyte, 백혈구의 한 형태로 우리 몸의 면역 기능에 관여하는 세포)가 모든 백혈구 종류 중에서 가장 활발하게 암세포에 대항한다고 말한다. 그러나 견해는 끊임없이 유동적이다. 한 연구에서는 모노사이트가 진짜 공격자라고 밝힌다. 전체의 2~3%밖에 차지하지는 않으나 수효가 더 많은 림포사이트보다 암 조직을 파괴하는 데는 더욱 강력한 것으로 나타났다. 어찌됐든 암세포가 죽는다는 최종 결과는 동일했다.**

비어드 박사가 이 놀라운 이론을 내어 놓은 후 의사들은 췌장 효소로 암을 치료하는 실험을 시작했고, 더불어 호의적인 연구 결과가 그 당시 의료 저널에 나타나기 시작했다. 1906년에 의학박사 프레드릭 위긴스Frederick Wiggins는 설암 치료의 성공 사례를 전하면서 다음과 같은

---

* 이 기제의 작용은 훨씬 복잡하다. 여기에서는 단순화하여 기술하였으나 아직 이해하지 못한 부분이 많이 있다. 예를 들어, 임신성 영양막세포가 임신 초기 임산부의 키모트립신으로부터 어떻게 보호되는지는 연구자들에게 아직 수수께끼로 남아 있다. 임신성 영양막세포는 비임신성 영양막세포가 누리지 못하는 어떤 봉쇄 요소를 가지고 있음에는 틀림이 없다. 이 부분은 앞으로의 연구가 필요한 부분이다.
** "암세포를 죽이는 세포들이 종양을 먹는다", 「타임」지 의료 분야 기자 해리 넬슨, LA 타임스, 1973년 4월 4일자, p.32.

04 암의 원인을 규명한 영양막세포 이론

희망을 피력했다.

"오래지 않아 트립신과 아밀롭신에 관한 차후의 논의와 임상 경험을 통해 악성 질병의 치료에 확실하고 효과적인 방책을 손안에 넣게 되었다는 발표를 하게 될 것이다."[*]

이 외에도 1906년 11월과 1907년 1월 사이에 의료 저널에는 췌장 효소를 사용해서 암을 성공적으로 치료했다는 보고가 3건이나 더 있었다. 1972년부터 시작되어 BCG('Bacillus Calmette Guerin'으로 알려진 항결핵 백신)를 사용한 암 치료 실험의 미래가 밝다고 해서 언론이 떠들썩했던 적이 있었다. 이론은 다음과 같다.

BCG는 환자에게 영향을 미치지 않을 정도로 약화된 결핵 바이러스인데, 자연 방어 체계의 일환으로 몸의 백혈구 생산을 증가시킨다는 것이었다. 백신이 혈관에 들어가면 침입자 결핵균이 약하다는 것을 알지 못하는 몸은 어찌되었든 자극을 받아 침략자를 몰아내기 위해 백혈구를 더 많이 생산한다. 결국 이들은 나중에 등장할 수도 있는 진짜 결핵균에 대한 방어막으로 남는다. 이론적으로 볼 때, 남은 세포들이 결핵의 방어막으로 사용될 뿐만 아니라 암세포에 대항해서도 효과적이라는 것이다. 조심스럽게나마 이 방법을 적용한 새로운 보고서들이 등장했다. 그러나 우리가 앞서 보았듯이 백혈구의 존재만으로는 암 문제 해결책의 일부분만이 제공될 뿐이다. 췌장과 영양상의 요소를 고려하지 않으면 백혈구 증산을 통한 암 치료의 진보는 제한적일 수밖에 없다.

BCG로 성공을 거둔 보고서의 내용을 자세히 살펴보면 영양학적

---

[*] 프레드릭 위긴스(Frederick Wiggins), "혀의 다중 섬유육종 사례, 악성 종양에 트립신과 아밀롭신 치료법 사용에 대한 평가", 미국 의사회 저널, 1906년 12월 15일; 47:2003-8.

요인이 치료에 작용했을 가능성을 충분히 확인할 수 있다. 의사 버지니아 리빙스톤Virginia Livingston이 진행했던 치료 사례가 그러하다. 치료를 받은 환자 본인도 의사였다. 환자는 전문 의료인으로서 기존 암 치료법의 성공률이 현저히 낮다는 것을 충분히 알고 있었기 때문에 차라리 BCG 치료법을 선택하겠다고 나섰다. 치료를 보고한 논문은 다음과 같이 설명한다.

"윌러 박사(환자)는 BCG 주사를 맞고 나서 저콜레스테롤 식단을 엄격하게 지켰고, 항생제 투여를 받았다. 그의 식단에는 정제 설탕과 가금류, 계란이 금지되었다. 반면에 생야채와 생선을 충분히 섭취하도록 했고, 복합 티아민 보충제를 먹도록 했다. 그러고 나서 2개월이 지나자 부기가 가라앉았다. 최근의 실험실 테스트 결과 암세포의 퇴화가 확인되었고, 새롭게 생성된 건강한 조직이 보였다. 다시 말해서 환부가 정상적인 건강한 상태로 돌아섰다는 것이다."[*]

그는 이렇게 보고했다. 자, 이제 분석을 해보자. 윌러 박사에게 제공한 식단은 췌장의 효소를 전혀 소비하지 않는 음식으로 구성된 것이었다. 이것은 비타민 B17을 사용하는 의사들이 처방하는 식단과 비슷하다. 왜냐하면 이것은 췌장 효소가 모두 혈관에 흡수되어 암세포에 작용할 수 있도록 하는 식단이기 때문이다. 게다가 그는 '종합 비타민 보충제'도 복용했다. 어쩌면 이런 요인들이 BCG만큼이나 더 중요하게 작용했을 가능성이 높다.

췌장 효소의 문제로 돌아가서 보면, 임신으로 나타나는 정상적인

---

[*] "BCG 백신을 사용한 놀라운 성공 사례-악성 경부종양 환자의 암 증상 완벽하게 역전", 내셔널 인콰이어러, 1972년 11월 26일자.

영양막세포가 임신 8주까지는 계속 성장하고 확산되는 것을 볼 수 있다. 그러다가 갑자기 어떤 특별한 이유도 없이 성장을 멈추고 파괴된다. 비어드 박사는 이런 현상의 원인에 대한 답을 1905년에 이미 알고 있었다. 그러나 최근의 과학으로 설명이 더욱 구체화되었다. 8주째에 태아의 췌장이 기능을 발휘하기 시작한다는 것이다.

췌장이 효소를 분비하는 자리는 소장의 입구다. 이곳에서는 암이 거의 발견되지 않는다는 점은 중요한 사항이 아닐 수 없다. 췌장 자체는 악성 암이 몸에서 최초로 발병하는 자리가 되는 사례가 종종 있다. 이것은 암세포 통제에 지극히 중요한 췌장 효소들이 췌장을 떠나 소장이나 혈관에 들어가야만 활성화되기 때문이다. 그러므로 소장은 이 효소로 목욕을 하지만, 췌장 자체는 별로 혜택을 받지 못하는 것이다. 이러한 현상을 연구한 의사의 관찰 결과는 다음과 같다.

> "악성 질병의 병리학에 있어서 가장 놀라운 부분 중에 하나는 십이지장(소장의 첫 부분)에서 암이 거의 발견되지 않는다는 점이다. 또한 소화기관 내부의 암 발병 빈도가 이 부분에서 거리가 멀어질수록 증가하는 정비례 관계에 있다는 것이다."[*]

> "또한 췌장의 기능 부전으로 인해 당뇨병에 걸리는 사람들은 당뇨가 없는 사람보다 암에 걸릴 확률이 3배나 높다는 것이 사실로 확인되었다."[**]

수년간 연구자들을 어리둥절하게 했던 이 모든 사실들이 마침내 암 영양막세포 이론을 통해 명쾌하게 설명되고 있다. 이 이론은 크렙스

---

[*] W. 라압(Raab): Klin. Wchnshr. 14:1633, 레이어트릴/니트릴로사이드, p.35.에서 인용.
[**] 스튜어드 존스, 암 영양학 기본 원리, p.8.

주니어 박사가 주장하듯이 찬성하는 이들만이 외골수로 주장하는 신조가 아니다. 이는 암에 대해 기존에 확립된 모든 사실을 일관성 있게 관통하는 유일한 해설이다.

여기에 스튜어드 존스Steward M. Jones 박사는 다음과 같이 덧붙인다.

"암 영양막세포 이론은 가장 오래되고, 가장 강력하며, 현존하는 것 중 가장 유력한 암 이론입니다. 그동안 새로운 암 연구 결과들이 많이 나왔지만 그 어느 것 하나 이에 대항하지 못했습니다. 70년의 세월 동안 아무런 흠집이 나지 않은 채, 이 이론은 당당히 존재해 왔습니다. 놀랍게도 그때 이후로 엄청난 양과 다양한 접근법으로 발전해 온 암 치료 과학이 이 이론의 관점에서는 완벽하게 응집됩니다."*

이것을 이론이라고 부르는 것은 겸양이다. 진리는 진리인 것이다. 찾아 헤매는 방황이 이제 끝났다는 것을 인정해야 할 순간이 온 것이다. 위의 고백은 1995년 10월 15일, 한 정통 의학 저널에 실렸다. 비어드 박사가 이 이론을 출판한 지 93년 만이었으며, 크렙스 주니어 박사가 그 실효성을 지붕 위에서 외친지 43년이 지난 시점이었다. 피츠버그에 위치한 알레게니 의과대학Alle gheny Medical College의 아세베도Acevedo 박사, 통Tong 박사, 그리고 하트삭Hartsock 박사 3인의 연구 결과 보고서였다. 인간의 융모형 생식선 자극 호르몬의 유전적 형질을 다룬 이 연구는 암과 영양막세포가 동일한 것임을 입증했다. 이 보고서의 결론은 93년이 흐른 후에 비어드 박사의 연구가 개념적으로 옳았다는 것이 입증되었다고 했다.**

---

* 스튜어드 존스, 암 영양학 기본 원리, p.1, 6.
** "배양된 태아와 다원적 암세포의 인간 융모성 고나도트로핀-베타 아형 유전자 발현," 허먼 박사·아세베도 박사·제니퍼 통 박사, 의학박사 로버트 하트삭, 암, 1995년 10월 15일, 76권, 8호, p.1,467~1,473.

14년 후, 다시 한 번 비어드 박사가 옳았다는 사실이 입증되었다. 2009년 5월, 「사이언티픽 아메리칸Scientific American」이라는 저널에 한 연구 결과가 실렸다. 하버드-MIT 의료과학기술연구부와 루드비히 암 연구협회Ludwig Institute for Cancer Research에서 진행한 연구를 바탕으로 작성된 보고서였다. 그 제목이 모든 것을 말해 준다. '배아의 발생으로부터 얻은 암의 단서; 종양을 세포 임신으로 인식해 암을 재조명하다."*

그럼에도 논쟁은 계속될 것이다. 많은 연구자들에게는 찾아 헤매는 방황이 발견보다 더 재미있다. (그리고 더 이윤이 높다.) 그래서 이들은 돈이 들어오는 한 자신들의 머리를 짜내고, 실험실을 오가며 그 안에서 절대로 벗어나지 않은 채 막다른 골목처럼 꽉 막힌 이론들을 검증하고 또 검토할 것이다.

그러나 진실은 놀랍고도 간단하다. 많은 연구자들이 암은 몸의 이물질로부터 발생하며, 죽음과 소멸 과정의 일부라는 전제하에서 암에 대한 인식을 시작하고 있다. 그러나 실질적으로 암은 생명의 순환 속에 필수불가결한 과정의 일부이며, 치유와 회복을 위한 '생명의 활동'으로 봐야 할 것이다.

---

* 사이언티픽 아메리카, 2009년 5월호.

05
암세포만 공격하는 비타민 B17

암 치료에 있어서 비타민 B17이 필수적이라는 것에 대해서는 엄청나게 많은 증거가 제시되었다. 또한 비타민 B17을 이용한 암 치료는 암세포는 파괴하면서 비암성 세포는 재생, 유지하는 놀라운 생화학적 과정의 필수적인 일부라는 사실이 밝혀졌으며, 산더미처럼 많은 증거가 그러한 사실을 입증하고 있다.

앞에서 살펴본 것처럼 암은 일종의 과잉 치유 현상으로, 몸의 손상이나 노화를 극복하기 위해 영양막세포를 생산하는 과정에서 나타난다. 영양막세포는 음전하를 띤 단백질 막으로 보호되어 있는데, 적절한 양의 췌장 효소가 있으면 이 단백질 막이 소화되어 버리고, 결국 영양막세포는 백혈구의 파괴적인 힘에 노출된다. 결론적으로 자연은 영양막세포를 통제함으로써 암을 예방하는 중요한 역할을 췌장에게 담당시켰다.

그런데 나이나 유전적인 요인으로 말미암아 췌장이 약해지거나 우리가 먹는 음식이 췌장 효소를 거의 다 소모해서 혈관에 스며들 양이 얼마 없다면 어찌할 것인가? 또한 수술이나 방사선으로 암세포 주변에 반흔 조직이 생겨서 췌장 효소가 암세포에 닿는 것을 막고 있다면 어찌할 것인가? 그리고 암세포의 성장 속도가 너무 빨라서 췌장 효소가 그

속도를 따라잡지 못한다면 어떻게 할 것인가?

자연이 만들어 놓은 지원 메커니즘이 그 답이다. 예를 들어, 첫 번째 방어선이 무너진다면 두 번째 방어선이 동일한 효력으로 과업을 달성할 수 있도록 하는 것이다. 이런 역할을 하는 방어기제에는 다른 세포들에게는 영양을 공급하면서도 악성 암세포는 독살하는 특별한 화학 물질이 포함되어 있다. 바로 이 장면에서 암 치료를 위한 비타민 접근법이 다시 등장하게 되는 것이다.

위와 같은 역할을 하는 화학 물질이 바로 '비타민 B17'이고, 주로 니트릴로사이드를 함유한 자연 식품에 들어 있다. '아미그달린'으로도 알려져 있으며 100년 전부터 사용되었고, 심도 있는 연구가 진행되어 왔다. 그중에서 크렙스 주니어 박사가 농축 정제하여 개발한 것은 '레이어트릴'로 알려져 있다. 이 책에서는 선명성을 유지하기 위해 단순한 이름인 '비타민 B17'을 사용하도록 하겠다.

존 비어드 박사는 처음으로 암의 영양막세포 이론을 발전시킨 사람이다. 그는 효소 요인 이외에 영양 요인이 있을 것이라는 추정은 하였으나 규명하지는 못했다. 1952년에 이르러 이 '외적' 요인은 에른스트 크렙스 주니어 박사의 아버지에 의해 발견되었다.

1918년에 독감이 유행하여 전 세계에서 1천만 명이나 죽었을 때, 의사 크렙스 시니어(크렙스 주니어 박사의 아버지)는 자신이 치료한 환자를 100% 살려냈다. 약학 전공이자 네바다 주의 덕망 높은 의사였던 그는 지역 원주민인 와슈 인디언Washoe Indian들이 호흡기 질환에 걸리지 않는다는 것에 깊은 관심을 갖게 되었다. 그는 와슈 인디언들이 '도르짜 물Dortza Water'이라 불리는 민간요법으로 호흡기 질환을 치료한다는 사실을 알게 되었다. 도르짜 물은 학명 '렙토타에니아 디섹타Leptotaenia

Dissecta'로 알려진 파슬리처럼 생긴 식물의 뿌리를 달여서 만든 물이었다. 이 약초로 실험을 해 본 크렙스 시니어는 활성 성분을 더욱 효과적으로 추출할 수 있는 방법을 고안했고, 이 추출물에 놀라운 항균력과 치유 효과가 있음을 발견했다. 그는 이 추출물을 사용해서 독감 환자들을 살려낼 수 있었다.

그 결과 크렙스 시니어 의사는 1918년에 처음으로 과학적 의료에 항생제를 사용한 사람이 되었다. 하지만 그 당시에는 터무니없는 이론으로 여겼다. 몸을 상하지 않게 하면서 박테리아만 죽일 수 있는 '항생제'라는 물질의 가능성조차 받아들여지지 않았던 것이다. 「미국 의사협회 저널」 1920년 6월 5일자에는 이 문제가 완전히 열외로 취급되었다. 칼슨과 더글라스가 오하이오 주 클리블랜드의 웨스턴 리저브 대학 Western Reserve University에서 렙토닌(Leptonin, 렙토타에니아에서 추출한 항생 물질)을 재발견하기까지 30년이나 걸렸다. 이들은 1948년 5월에 「세균학회 저널 Journal of Bacteriology」에 연구 결과를 발표했다. 그 연구의 내용은 대략 다음과 같다.

"렙토타에니아 디섹타의 뿌리에서 나온 기름의 일부에서 항생 활동이 나타났고, 62종의 박테리아와 곰팡이, 균류에서 확인되었다. ……이 물질은 그램 양성 세균과 그램 음성 세균에 대해 살균성이 있었다."

1953년에 유타 대학 의대 연구자들이 '렙토타에니아 항생 추출물에 관한 연구'로 불리는 몇 건의 논문을 발표했다.* 이들은 크렙스 시니어 의사가 주장했던 대로 렙토닌이 독감 바이러스에 효과가 있다는 것을 검증했다. 그 후 렙토닌은 광범위 항생제로 널리 인식되었고, 남가주

---

* 항생제와 화학요법, 3. (4) p.393, 1953년

대학University of Southern California 의대 세균학과에서는 이에 대한 연구 공로로 한 학생에게 미생물학과 석사 학위를 수여하기도 했다. 이 학생 다니엘 에버렛 존슨Daniel Everett Johnson은 그 이후 1953년에 UCLAUniversity of California Los Angeles에서 수백 종의 미생물을 대상으로 렙토닌의 항생 활동을 연구해서 박사 학위를 받았다.

크렙스 시니어 의사는 암에 대해서도 관심을 보인 바 있는데, 그는 암이 기본적으로 백인의 병이라는 것을 인식하게 된다. '도르짜 물'에서 교훈을 얻은 그는 약초나 식품에 열쇠가 숨어 있지 않을까 의심했다. 결국 최종적인 해법은 그에 의해서가 아니라, 그 즈음에 암 연구에 빠져 있었던 그의 아들에 의해 발견되었다.

에른스트 크렙스 주니어 박사는 원래부터 아버지의 뒤를 이어 의사가 되고 싶어 했지만 의대에 입학한 후 자신의 관심이 환자 치료에 있는 것이 아니라 의화학medical chemistry에 있다는 것을 알게 된다. 그리하여 하네만 의대Hahnemann Medical College에서 해부학과 의학 과정을 수학한 후 생화학 의사의 길로 자신의 진로를 변경했다. 이후 그는 1938년부터 1941까지 일리노이 대학University of Illinois에서 세균학을 공부하여 학사 학위를 받았고, 석사 과정은 미시시피 대학University of Mississippi과 캘리포니아 대학University of California에서 밟았다.

크렙스 주니어 박사는 평생에 걸쳐 많은 연구 논문을 발표했는데, 그중에는 '암의 유일성 혹은 영양막세포 이론The Unitarian or Trophoblastic Thesis of Cancer'과 '동물과 식물 속에 들어 있는 니트릴로사이드Nitrilosides in Plants and Animals' 등이 포함되어 있다. 그는 수많은 학위와 명예박사 학위를 국내외에서 수상했고, 1996년에 죽음을 맞기까지 존 비어드 메모리얼 재단John Beard Memorial Foundation의 과학부서 책임자였다. 또한 그는 비타민 B15Pangamic Acid를 발견했으며, 이는 순환기 장애와 연관된 질병 치료에 중요한 역할을 하는 것으로 확인되었다.

크렙스 주니어 박사는 존 비어드 박사의 영양막세포 이론을 학창 시절에 알게 되었고, 그의 이론을 바탕으로 연구를 이어가면서 캘리포니아 대학 의대 약리학 교수 찰스 구르찻Charles Gurchot 박사의 권유로 비어드 박사가 언급한 영양학적 요인을 찾아보기로 한다.

1950년에 이르러 그는 이 물질의 구체적인 구조를 확인했고, 결정체로 분리시켜서 '레이어트릴Laetrile'* 이라는 이름을 붙였다. 동물을 대상으로 독성 여부를 실험하였고, 다음 단계는 인간에게 해롭지 않은지를 입증하는 것이었다. 방법은 하나였다. 그는 소매를 걷어 올리고 자신의 몸에 주사를 놓았다. 그가 예상했던 대로 독성이나 부작용은 전혀 없었다. 이제 그는 실험의 마지막 단계로서 암환자들에게 임상시험을 하는 것이었다.

비타민 B17 분자는 포도당 2개(설탕)로 이루어진 구조로서 벤즈알데히드Benzaldehyde와 시안산Cyanide이 단단히 얽혀 있다. 모두가 알다시피 시안산은 맹독성이며, 다량 섭취하면 치명적일 수 있다. 그러나 자연 상태로 얽혀 있으면 화학적으로 비활성 상태가 되어 생체 조직에 아무런 해를 끼치지 않는다. 유사한 예로 염소 기체를 들 수 있다. 염소 기체는 치명적인 것으로 알려져 있지만, 염소가 나트륨과 화합해서 염화나트륨이 되면 '식용 소금'이라는 화합물이 된다.

비타민 B17의 분자 구조를 열어 시안산을 방출시키는 물질은 '베

---

* 이 물질은 살구 씨에서 추출되었다. 이 물질이 좌편광(Laevorotatory)이고, 화학적으로는 만델로니트릴(Mandelonitrile)이었기 때문에 두 단어를 적절히 합성하여 '레이어트릴(Laetrile)'이라는 명칭을 붙였다.

타-글루코시다제Beta-Glucosidase'라는 이름의 효소인데, 이 책에서는 '해제 효소unlocking enzyme'*라고 부르겠다. 비타민 B17이 수용성 환경에서 이 효소와 만나면 시안산이 방출될 뿐만 아니라 벤즈알데히드도 방출하게 되는데, 이 역시 맹독성이다. 이 두 물질이 협동을 하면 독립적으로 존재할 때보다 독성이 100배나 더 강해진다. 이러한 현상을 생화학에서는 '시너지즘(synergism, 공동 작용)'이라 부른다.**

다행스럽게도 우리 몸에는 해제 효소가 위험할 정도로 대량 존재하는 곳이 없다. 그런데 신기하게도 암세포 주변에는 이 효소가 언제나 다량 존재하고, 심지어는 주변의 정상 세포보다 100배나 많은 양이 존재하기도 한다. 결과적으로 비타민 B17은 암세포에서 분해되고, 자신의 독을 오직 암세포에게만 방출한다.

또 하나의 중요한 효소는 '로다네제rhodanese'라 불리는 것인데, 앞으로 이 책에서는 '보호 효소protecting enzyme'라고 부를 것이다.*** 이런 이름을 붙인 이유는 시안산을 중화시켜서 일순간에 부산물을 만들어 내는 능력이 있기 때문이다. 게다가 생성된 물질은 건강에 유익할 뿐만 아니라 필수적인 물질이다. 이 효소는 몸속 모든 부분에 대량 존재하고

---

* 사실 이 개념은 효소의 한 카테고리를 일컫는 포괄적인 개념이다. 레이어트릴로 알려진 합성 B17을 여는 특정한 효소는 '베타-글루큐로니다제'이다.
** 말이 나온 김에 재미있는 이야기를 덧붙이자면, 미시시피와 루이지애나에서 발견된 독성 노리개는 방어 메커니즘이 있어서 자연적으로 이 두 가지 맹독 물질의 공동 작용을 사용한다. 이 생물은 몸통에 11쌍의 샘을 갖고 있어서 위협을 받으면 시안산과 벤즈알데히드를 분출하여 치명적 효과를 낸다. "노리개 파치데수스 크라시큐티스의 벤즈알데히드와 시안화수소의 분비(Secretion of Benzaldehyde and Hydrogen Cyanide by the Millipede Pachydesus Crassicutis)", 사이언스, 138:513, 1962년.
*** 로다네제는 1965년 이후로 전문 문서에 '티오황산 트랜설퍼라제(thiosulfate transulfurase)'라는 명칭으로 등장한다.

있고, 암세포 주변에만 존재하지 않는다. 따라서 암세포는 보호받지 못한다.

위의 설명 속에는 비타민 B17의 독성을 통제하는 데 한계가 있는 것처럼 보이는 부분이 있다. 혹시라도 예외적인 경우로 보일 수 있는 사례를 먼저 살펴보도록 하겠다. 바로 해제 효소가 인체 내에서 위험한 정도로 발견되는 일이 없다고 한 점이다. 이것은 사실이다. 그러나 '위험한 정도로'라는 문구에 주목해 볼 때, 해제 효소는 결국 인간의 몸속 어디에나 다양한 농도로 존재한다는 것이다. 이 효소는 특히 건강한 비장, 간, 내분비 기관에 많이 있다. 하지만 안심해도 된다. 이 모든 경우에 훨씬 더 많은 보호 효소가 존재하고 있기 때문이다. 그러므로 해제 효소의 효과를 보호 효소가 초과량으로 완전히 중화하기 때문에 건강한 조직은 보호된다. 이와 대조적으로 악성 세포는 해제 효소가 대량 농축되어 있고, 보호 효소는 전무하다. 그래서 시안산과 벤즈알데히드의 방출에 완전히 취약한 것이다.

비암성 조직은 비타민 B17에 대해 자연이 준 고유한 보호 기능을 가지고 있다. 게다가 오히려 비타민 B17 분자의 소화를 통해 영양을 공급받는다. 그러나 암성 조직은 같은 비타민 성분을 가지고 방어할 수 없는 강력한 독소를 만들게 되는 것이다.

이러한 배경 지식을 이해하고 나면 레이어트릴에 반대하는 과학의 '전문가'들이 얼마나 무지하고 교만한지를 알 수 있다. 1963년에 공개된 캘리포니아 암 자문위원회의 보고서에는 다음과 같은 글이 포함되어 있다.

"국립 암연구소NCI의 생화학 실험실 책임자 제시 그린스타인 Jesse P. Greenstein 박사는 암세포와 비암성(건강한) 세포에서의 베타-글루큐로니다아제 분비에 관해, 즉 '종양' 베타-글루큐로니다아제 (해제) 효소가 있다는 암시에 대해 다음과 같은 견해를 보인다. 그린스타인 박사는 베타-글루큐로니다아제가 동물 체내의 모든 조직에서 발견된다고 보고했고, …… 따라서 동물의 체내에는 '정상' 베타-글루큐로니다아제가 '종양' 베타-글루큐로니다아제보다 더 많다는 것이다. 1952년 11월 10일자로 쓴 편지에서 그린스타인 박사는 '…… 암세포가 베타-글루큐로니다아제의 바다로 둘러싸인 섬과 같다는 표현은 완전히 말도 안 되는 것'이라고 말했다."*

해제 효소가 동물의 체내 모든 조직에 있다고 밝힌 그린스타인 박사의 관찰은 옳은 발견이다. 그러나 암세포 주변에 해제 효소가 충분히 있다는 것을 무시하려는 그의 지적은 완전한 오류다. 게다가 그는 정상 세포들에서 나타나는 보호 효소의 역반응 기제에 대해 전혀 모르고 있다. 이것이야말로 그가 얼마나 전문 지식이 부족한 상태인지를 확실히 보여준다. 자신이 알지도 못하는 생화학적 메커니즘에 대해 "완전히 말도 안 된다!"라고 통렬히 비판하고 있다.

독일의 의사이자 생화학자 오토 와버그Otto Warburg 박사는 암세포가 다른 세포의 산화를 통해서가 아니라 당분의 발효를 통해서 영양을 공급받는다는 사실을 입증하여 노벨 의학상을 수상했다. 와버그 박사의 설명은 다음과 같다.

"생명체를 대상으로 하는 물리학과 화학의 입장에서 볼 때, 정상 세포와 암세포 간의 차이는 매우 크고 명백해서 이보다 더 큰 차이를

---

* 베타-시아노제닉 글루코사이드(레이어트릴)를 사용한 암 치료에 관한 암 자문위원회의 보고서, 캘리포니아 보건 당국, 1963년, p.14~15.

상상하기조차 어렵다. 산소 기체는 식물과 동물에 에너지를 공급하는 원소다. 그런데 암세포에서는 에너지 공급원으로서의 역할을 발휘하지 못한다. 암세포는 가장 하등한 형태의 에너지 생산 반응을 동원해서 에너지를 얻는데, 그것은 바로 당분의 발효이다."*

이것으로 볼 때 정상적인 세포 호흡의 메커니즘을 증진하는 것은 암세포의 성장을 방해할 수 있는 것이다. 그러나 여기서 정말 중요한 점이 있다. 암세포로부터 분산되어 정상 세포와 만나는 벤즈알데히드는 정상 세포 주변의 산소와 만나 산화되어 인체에 무해한 안식향산 benzoic acid으로 전환된다는 사실이다. 안식향산은 항관절염, 항생, 진통 효과가 있는 것으로 알려져 있다. 말기 암환자들은 강렬한 통증을 경험하게 되는데, 이때 비타민 B17을 복용하면 마취제가 없이도 통증이 완화되는 반응을 보이는 것은 아마도 우연치 않게 생산되는 안식향산의 효과라고 설명할 수 있을 것이다. 비타민 B17은 독립적으로 통증 완화제의 역할을 할 수는 없다. 하지만 암세포와 만나면 위와 같은 화학적 기제를 통해 고통이 발생하는 바로 그 자리에 안식향산을 발생시킬 수 있다. 자연산 진통제로 도배를 해줄 수 있는 것이다.**

한편, 암세포에 남아 있는 벤즈알데히드는 산소가 거의 없는 상태에서 연장된 시간 동안 치명적인 독성의 공동 작용 효과(시너지즘)를 발휘하게 된다.

그리고 시안산이 주변의 정상 세포에 닿게 되면, 황이 있는 환경에

---

* 1968년 5월호, 「예방(Prevention)」에서 재인용.
** 그러나 레이어트릴 임상 의사들의 견해로는 통증 완화의 근본적인 원인이 다른 것에 있다고 본다. 즉 종양이 정상 조직에 침입하는 것을 멈추었기 때문에 건강한 조직의 파괴가 중단된 결과로 나타나는 것이라고 본다.

서 로다네제 효소에 의해 티오시안산염thiocyanate으로 바뀐다. 이는 위에 언급한 대로 역시 완전히 무해하다. 그러나 한 걸음 더 나아가서 티오시안산염은 자연 혈압 조절 물질로 알려져 있다. 또한 이것은 몸이 비타민 B12(cyanocobalamin, 시아노코발라민)를 자체 생산하는 신진대사의 장으로서 역할을 한다. 시안산이 비타민 B17의 주요 성분일 뿐만 아니라 B12의 주성분이기도 하다는 것은 참으로 놀라운 사실이다.*

이것은 또 하나의 예기치 못했던 비타민 B17의 작용이다. 그것은 헤모글로빈, 즉 적혈구의 수를 자극한다는 점이다. 오래 전인 1933년에 청산가리 기체 미량에 노출되었을 때, 쥐에서 이런 결과가 나타났다는 것이 보고된 바 있다.** 크렙스 주니어 박사의 연구가 시작된 후에야 인간에게서도 이런 현상이 증명되었고, 레이어트릴의 내재적 화학 반응의 결과로 확인되었다.

또 다른 실험에서는 시안산과 벤즈알데히드가 구강과 내장에서 방출되었을 때 독성의 공포를 걱정할 필요가 없다는 것이 입증되었다. 오히려 자연적인 섬세한 균형의 일부로서 작용해 전적으로 유익한 목적으로 사용된다는 것이 밝혀졌다. 이 화학 물질은 구강과 위에서 충치와 입 냄새를 유발하는 박테리아를 공격한다. 장에 들어가서는 박테리아성 미소식물군과 상호 작용을 해서 서양 음식과 오랜 연관을 가진 고창(鼓脹 : flatulence, 더부룩함)을 억제, 제거하는 작용을 한다.

가장 흥미로운 부차적 효과는 비타민 B17과 '겸상적혈구성 빈혈sickle-cell anemia'이라 불리는 질병과의 연관성이다. 아프리카에 사는 흑

---

* 비타민 B12는 식물 조직에서는 생산되지 않는다. 이것은 동물의 신진대사 결과물로서 시안화 라디칼이 하이드로코발라민 B17a와 결합해 시아노코발라민(B12)을 생산한다.
** 맥스웰과 비스코프(Maxwell and Bischoff), 약제학과 실험적 치료 저널, 49:270.

인들은 말라리아에 대한 자연 면역의 결과로 겸상적혈구를 갖게 되었는데, 이것은 니트릴토사이드가 풍부한 아프리카 사람들의 식습관 때문에 생기는 현상이기도 하다. 흑인들이 미국과 유럽의 현대식 도시로 이주하게 되면서 그들의 식습관은 현저하게 변했다. 그 결과 적혈구가 응고되어 용혈성 위기의 고통을 만나게 된 것이다. 이 질병이 시안산염 알약을 복용하면 완화된다는 것은 이미 알려져 있다. 우리가 알게 된 바로는 시안산염은 비타민 B17이 인체 내에서 작용하여 얻을 수도 있는 것이다. 자연의 의도는 시안산염을 음식으로 자연스럽게 섭취하는 것이 아닐까 논리적으로 유추해본다.

자, 이제 잠시 멈추고 제시된 지표들의 의미를 살펴보자. 관절염 증세와 고혈압의 일부분, 충치, 각종 소화기 장애, 겸상적혈구성 빈혈, 그리고 암까지도 모두 비타민 B17의 결핍에서 오는 질병이란 것인가? 그리고 이런 해석이 가능하다면, 인류를 위협하고 의료계의 연구에 혼란을 주는 다른 비감염성 질병에 대해서 어떤 새로운 접근이 가능할 것인가? 이 질병들에 대한 해답도 약품이 아니라 영양소에서 발견될 가능성이 있지는 않을까?

우리는 앞으로 수십 년간 위의 질문에 대한 완벽한 답을 얻지 못할 수도 있다. 하지만 우리의 주제인 암으로 돌아와서 이제껏 답을 얻은 질문을 살펴보자. 암 치료에 있어서 비타민 B17이 필수적이라는 것에 대해서는 엄청나게 많은 증거가 제시되었다. 또한 비타민 B17을 이용한 암 치료는 암세포는 파괴하면서 비암성 세포는 재생, 유지하는 놀라운 생화학적 과정의 필수적인 일부라는 사실이 밝혀졌으며, 산더미처럼 많은 증거가 그러한 사실을 입증하고 있다. 더 이상의 관찰이 필요 없는 확인된 사실이다.

모든 사람은 정상적이고 지속적인 재생 과정의 결과로 영양막세포를 가지고 있다. 영양막세포를 통제하는 역할을 맡고 있는 것은 두 가지다. 췌장 효소 키모트립신의 1차 방어선과 니트릴로사이드 영양요소인 비타민 B17로 지원되는 2차 방어선인 신진대사 기제이다. 통제의 기제는 단순히 우연이라고 말하기에는 매우 섬세하고 정확하다. 고도로 발달된 완벽한 자연의 메커니즘이다.

앞의 '04. 암의 원인을 규명한 영양막세포 이론'에서 언급했듯이, 오늘날 암을 유발하는 것으로 알려진 소위 발암 물질에 대한 논의가 많다. 이제까지 알려진 바로는 흡연, 태양에 과다한 노출, 음식의 화학 첨가물, 심지어는 어떤 바이러스들까지도 암을 유발할 수 있다고 한다. 그러나 지금까지 살펴본 바와 같이 진정한 암의 원인은 효소와 비타민의 결핍이다. 다른 요인은 과정이 시작되도록 유도하는 도화선에 불과한 것이다.

지속적인 스트레스나 몸에 손상을 주는 모든 것은 치유의 절차가 시작되는 계기가 된다. 그런데 치유의 과정을 진행하다가 몸에서 균형을 회복하기 위해 필요한 화학적 재료가 부족해서 이 과정이 통제되지 않고 지속되면 암이 발생하는 것이다. 그러므로 담배 연기나 바이러스와 같은 특정한 발암 물질이 암을 유발하는 것이 아니다. 이런 요인은 암이 어느 자리에서 발생할 것인지를 결정하는 것뿐이다.

암에 대한 자연의 방어기제에는 췌장 효소와 비타민 B17 외에도 더 많은 요인들이 연관되어 있다. 예를 들어, 유럽의 의사들은 온열 요법이 비타민 요법의 효과를 높인다는 것을 알게 되었다. 온열 요법은 환자의 체온을 일부러 올리는 치료법인데, 이는 시안산과 벤즈알데히드의 공동 작용에 더 큰 시너지 효과를 내는 것으로 확인되고 있다. 환자의 체온이 섭씨 37도에서 41도로 상승되면(화씨 98.6도에서 105.8도로) 3~10배 가량의 상승효과가 있다고 한다. 다른 말로 하면 41도의 고온인 경우에는 동일한 항암 효과를 거두는 데 레이어트릴 양을 3분의 1에서 10분의 1 정도만 트여해도 가능하다는 것이다. 추정하기로는 열에 의해 발생하는 순환 증가와 산화의 증가로 인해 암세포의 발효 기능이 제 기능을 못하는 것으로 보고 있다.

이런 맥락에서 심장병 질환에 비타민 E 치료법을 도입해 명성을 얻은 월프리드 슈트Wlfrid Shute 박사는 '아직 그 원인은 모르겠으나 비타민 E를 대량으로 투입 받은 환자들이 다른 환자들보다 암 발병률이 낮다'는 것을 발견했다고 보고했다. 또한 노벨상을 받은 리누스 폴링Linus Pauling 박사는 비타민 C도 항암 효과를 가지고 있을지 모른다고 제안했고, 국립 암연구소의 움베르토 사피오티Umberto Saffioti 박사는 실험용 쥐에 비타민 A를 투입하여 폐암의 진행을 중단시킨 사례가 있다.[*] 그리고 「바이오메디컬 뉴스Biomedical News」 1971년 10월호에는 실험용 쥐에 비타민 B군을 대량 투입하여 암세포의 성장을 최고 70%까지 감소시켰다는 실험 결과가 보고되었다.

아직 알아야 할 것이 너무 많기에 그 누구도 '비타민 B17'만이 정답이라고 주장할 수는 없다. 온열 요법, 비타민 A, B, C와 E의 작용, 또 다른 효소들과 비타민들, 심지어는 pH 농도까지도 중요한 역할을 할 가능성이 높다. 하지만 이 모든 요인 중에서 비타민 B17의 역할이 가장 직접적이고 필수적인 것은 사실이다. 그럼에도 다른 요소들을 절대로 무시할 수 없는 것은 이것들이 전체적인 자연의 메커니즘에 맞물려 있

---

* "항암 음식이란?" 제나 라슨(Gena Larsen), 예방(Prevention), 1972년 4월호.

기 때문이다.

다행스럽게도 사람들이 이 기제의 모든 측면을 이해할 필요는 없다. 모든 비타민과 미네랄, 특히 비타민 B17이 풍부한 음식을 섭취해야 한다는 것과 몸에 해로운 스트레스나 손상을 최소화하는 것의 필요성을 인식하는 것만으로도 실천하는 자에게는 충분히 유용한 지식이 된다.*

---

* 비타민 B17이 풍부한 음식을 만드는 훌륭한 요리책이 있어서 소개한다. 쥰 드 스페인(June de Spain)의 『작은 청산가리 요리책(The Little Cyanide Cookbook)』, 아메리칸 미디어, 2000년.

06
살구 씨 독성의 심각한 오류

많은 사람들이 살구 씨를 하루에 10~20여 개씩 먹다가 얼마 후에는 50~100개도 안전하게 섭취한다는 사실이다. 그렇다고 해서 한 번에 그만큼을 다 먹는다는 것은 아니다. 이와 같은 상황은 독성이 있거나 알레르기 반응을 보일 수 있는 딸기, 양파, 새우 등 수많은 일반 식품에도 마찬가지로 적용된다.

1972년 9월 1일, 캘리포니아 보건 당국은 의료계와 언론을 대상으로 '월간 질병 발생 브고서'를 공개했다. 그 보고서의 내용 중에는 로스앤젤레스의 한 부부가 30여 개의 살구 씨를 먹고 '청산가리 식중독'으로 치료를 받고 있다는 기록이 들어 있었다. 9월 4일자 「로스앤젤레스 이그제미너Los Angeles Examiner」에는 '과일 씨에서 청산가리가(FRUIT PITS CAN CAUSE CIYANIDE)'라는 제목의 특보가 실렸고, 6일 후에는 「뉴욕 타임스」에도 유사한 기사가 실렸다.

'서부에서 살구 씨가 식중독을 일으켜(APRICOT KERNELS LINKED TO POISONING ON COAST)'

미국 서부와 동부의 언론이 합동해서 모든 미국인에게 살구 씨가 해롭다는 경고를 한 격이었다. 레이어트릴에 대해 어렴풋이 알고 있는 이들에게는 비타민 B17을 사용하지 말라고 케이오 펀치를 날린 것과 같았다. 사실상 위의 신문 보도가 의도한 것은 레이어트릴에 대한 간접 경고였다. 이러한 의도에 대해 앞으로의 내용에서 그렇지 않다는 것을 증명해 보일 것이다.

이 보도에 대해서 재미있는 반응이 있었다. 제이 허친슨Jay Hutchinson 씨는 레이어트릴 치료로 암을 이겨낸 사람이었다. 그는 다음과 같은 기발한 편지를 훈자의 미르(Mir, 훈자를 통치하는 왕)인 모하메드 자멜 칸 Mohammed Jamel Khan에게 보냈다.

> 훈자의 미르와 라니께
> 제가 극도로 중요한 경고의 내용을 서둘러 보내드리니, 부디 당신의 정부와 당신의 국민에게 알릴 수 있도록 조치를 취하시기 바랍니다. 캘리포니아 보건 당국이 1972년 9월 3일 보도한 건강 재해에 관한 내용입니다. 샌프란시스코 신문에 실린 기사를 동봉합니다.
> 미르님, 국민들이 그 씨를 그만 먹도록 해야 합니다! 그것으로 식용 가루를 만들지 마십시오. 신생아들에게 그 기름을 먹이면 안 됩니다. 더더욱 아이들에게 그 기름을 바르지 않으시기를 모하메드의 이름으로 청합니다!
> 제발 빨리 답장을 주세요. 그리고 답장에는 꼭 다음의 내용을 설명해 주셨으면 합니다. 훈자 사람들이 왜 세계에서 가장 건강한 민족 중 하나인지, 왜 90세에 이르기까지 역동적인 삶을 살아가는지, 그리고 당신의 아름다운 국민들이 왜 암에 걸리지 않는지에 대해서 말입니다.*

---

* "살구 씨와 훈자국에 관해서", 마이크 컬버트, 버클리 데일리 가젯(Berke ley Daily Gazette), 1972년 8월 13일자 재인용.

애석하게도 대부분의 사람들은 이 편지의 풍자적 의미를 이해하지 못했다. 이들은 식중독에 걸린 부부의 이야기를 치명적인 심각성으로 받아들였다. 살구 씨가 암에 효험이 있을지도 모른다는 이야기는 들었지만 그 화학적 기제를 이해하지 못한 많은 이들은 더 이상 사용하기를 두려워하게 되었고, 의심으로 가득 차게 되었다. 하와이의 열성이 넘친 보건 당국은 건강식품 상점에서 살구 씨를 몰수했다. 소심해진 미국 본토의 상점들은 살구 씨 제품을 진열대에서 치워버렸다. '뉴스' 보도는 의도한 목적을 제대로 달성한 셈이었다.

나는 위의 보도에 드러난 것보다 숨겨진 배경에 무언가 있을지 모른다는 생각이 들었다. 그래서 보건 당국으로부터 더 많은 자료를 얻어보려고 시도했다. 그리고 사건에 등장한 부부를 직접 만나보고 싶었다. 그러나 당국은 이 문제에 대해 그 부부가 직접 답변하는 것을 원치 않는 것 같았다. 캘리포니아 식품의약부의 공공보건의료 담당자 랄프 월러스타인Ralph W. Weilerstein 박사는 이렇게 답변했다.

"안타깝지만 질병 발생 보고의 기밀 유지를 위해 로스앤젤레스 식중독 사건 환자의 인터뷰는 불가능합니다."*

국립 암연구소의 딘 버크 박사는 더 자세한 정보를 얻을 수 있는 길이 있었던 모양이다. 그는 1972년 12월 13일자로 쓴 편지에서 다음과 같이 설명했다.

> 로스앤젤레스에서 온 이 부부는 …… 병원 응급실에서 치료를 받았는데, 실제로 볕이 난 이유가 살구 씨와 살구 과일에 증류수를 넣고 하룻밤 묵힌 혼합 음료를 섭취한 결과로 나타난 것이었다고 합니다.

---

* 저자에게 온 편지, 1972년 9월 20일자, 그리핀의 사적인 편지 모음.

아마도 이 혼합물은 밤사이에 어떤 식으로든 발효가 된 듯하고, 몹시 썼을 것이며, 한 시간쯤 지나서 병세(구토, 어지럼증 등)가 나타났을 것입니다. 청산가리의 경우, 삼키고 몇 분 내에 반응이 나타나는 것에 비해 한 시간이라면 너무 긴 시간입니다. 머레이(로스앤젤레스 지역 보건부 소속) 씨는 병의 원인이 청산가리(시안산)라고 증언하는 것을 원치 않았습니다. 그는 '상황을 봤을 때, 이들의 병세가 확실히 아미그달린의 섭취로 나타났다고 성급하게 결론을 내려서는 안 된다고 생각합니다. …… 개인적으로 그 부부가 살구 씨를 먹고 병이 났다고 증언했다는 것을 확인해 드리기가 어렵습니다.'라고 말했습니다.

뭔가 이상합니다. 캘리포니아 「월간 질병 발생 보고서」에 실린 수천 개의 항목들 중에서 하필이면 머레이-친Murray-Chin 아미그달린 관련 기사(로스앤젤레스 부부 이야기)만이 전국 언론에 알려졌다는 것도 이상합니다. 이는 아마도 캘리포니아 주 보건 당국에서 주도하고 지시한 일이 아니라면 불가능할 것 같은데 말입니다.

그레이Gray 씨는 다음과 같은 기사 초안을 쓴 적이 있습니다.

"보건 당국은 레이어트릴을 직접적으로 언급하지 않으면서 불신을 심어 주기 위해 위의 접근법을 사용했습니다. 기자들은 보건부의 문지방 밖으로는 나가 보지도 못한 상태에서 기사를 썼습니다. 언론의 전적인 협조를 받아낼 수 있었던 것입니다."[*]

1972년 12월 20일자로 쓴 다른 편지에서는 버크 박사가 자신의 견해를 더욱 확장한다.

---

[*] 딘 버크 박사가 스탠다드(M. Standard) 씨에게 1972년 12월 13일자로 쓴 편지에서 발췌, 그리핀의 사적인 편지 모음.

"실상은 상당히 많은 사람들이 살구 씨를 하루에 10~20여 개씩 먹다가 얼마 후에는 50~100개도 안전하게 섭취하게 된다는 사실입니다. 그렇다고 해서 로스앤젤레스의 미식가들처럼 한 번에 그만큼을 다 먹는다는 것은 아닙니다. 이와 같은 상황은 독성이 있거나 알레르기 반응을 보일 수 있는 딸기, 양파, 새우 등 수많은 일반 식품에도 마찬가지로 적용됩니다. 그러나 이들 식품은 독재 정신으로 물이 오른 보건 당국에 의해 일괄적으로 혹은 전적으로 식료품 상점의 선반에서 사라지는 일이 단 한 번도 없었습니다. …… 보건 당국이 어떤 의도로 나섰는지 이상합니다. 사람들에게 다른 사람들이 하지 않는 어리석고 유래 없는 행위가 건강에 유해한 결과를 초래할 수 있다는 것을 경고하는 것과 인구의 99.9%가 준수하는 정상적이고 상식적인 방식으로 섭취했을 경우 훌륭한 음식인 것을 모든 사람들이 얻지 못하도록 완전히 빼앗아 버리는 것과는 전혀 별개의 문제인 것 같습니다."[*]

비타민 B17이 비암성 세포에는 무해하다고 앞서 논의한 바 있다. 이것은 사실이다. 그러나 더 정확히 말하면 다른 물질이 무해한 정도로 동일하게 무해하다고 말해야 할 것이다. 그러니까 심지어는 생명에 필수적인 요소인 물이나 산소도 비정상적으로 대량 복용한다거나 하면 치명적일 수 있기 때문이다. 이것은 비타민 B17의 경우에도 마찬가지다. 예를 들어, 니트릴로사이드가 함유된 대부분의 과일 씨에는 베타-글루코시다제(해제 효소)가 소량 들어 있다. 그러나 이 효소는 구강과 위의 분비액과 만나 활성화되면 미량의 시안산과 벤즈알데히드를 방

---

[*] 딘 버크 박사가 스티븐엔(B. Stvenjen) 씨와 국립보건연맹(National Health Federation) 와이키키 지역 회장에게 1972년 12월 13일자로 쓴 편지에서 발췌, 그리핀의 사적인 편지 모음.

출한다. 앞서도 밝힌 바 있듯이, 이 화합물이 구강과 위와 장에 제한된 소량이 존재하는 것은 전혀 위험하지 않다. 오히려 없으면 충치나 입 냄새 등 다양한 소화기 장애를 일으키게 된다. 자연이 의도한 섬세한 화학적 균형이다. 그러나 이 씨앗들을 엄청나게 대량으로 섭취하면 어떻게 될 것인가?

한 사례로, 어떤 남자가 사과 씨를 한 컵 먹고서 죽었다고 보도된 적이 있었다. 이 사건은 진위가 판명되지 않았기 때문에 허구적으로 만들어 낸 이야기일 수도 있다. 하지만 이것이 사실이라고 가정하고, 만약 이 남자가 사과 과육을 함께 먹었더라면 충분한 양의 로다네제(보호효소)를 섭취했을 것이고, 이로 인해 씨가 위에서 일으키는 효과를 중화할 수 있었을 것이다. 하지만 그러려면 사과를 몇 궤짝이나 먹어야 했을 것이니 애당초 불가능했을 것이기는 하다.

여기서 한 가지 주의할 점이 있다. 전 세계 각 지역에 따라 미국에서 자라는 살구나무의 살구 씨에 들어 있는 니트릴로사이드 양보다 10배 이상 농축된 양을 함유한 살구나무가 자라는 경우도 있다는 것이다. 하지만 어떤 경우든 열매의 과육과 함께 적당한 양을 먹었을 경우에는 위험하지 않다. 별도로 씨만 대량으로 먹었을 때 위험성이 있는 것이다. 훈자에서는 새 살구나무에 열매가 열리면 장로들이 먼저 먹어 보고 쓴 맛이 어느 정도인지를 평가한다. 만약 열매가 너무 쓰면 나무를 베어 버린다. 하지만 그런 나무가 자라는 경우는 매우 드물다.

때때로 열매가 쓴 살구나무가 터키에서 발견되기도 한다. 그러나 이 지역에서는 살구 씨가 '건강에 좋다'고 여겨지기 때문에 나무를 베어 버리지는 않는다. 결과적으로 터키에는 어린 아이들이 야생 살구나무의 살구 씨를 재배종인 줄 잘못 알고 먹었다가 아프거나 목숨을 잃은 사례가 한두 번 있었다. 그러나 이런 경우는 터키에서도 매우 드물다. 물론 미국에 그런 살구나무가 존재했다는 기록은 찾아볼 수 없다.

레이어트릴에 관한 공개강좌에서 크렙스 주니어 박사는 청중 속에 있던 한 여인으로부터 '비타민 B17을 함유한 열매 씨를 너무 많이 먹으면 어떤 위험이 있느냐'는 질문을 받고 다음과 같이 답변했다.

"훌륭한 질문입니다. 과일의 과육과 함께 씨를 먹으면 니트릴로사이드를 과다하게 섭취하는 것이 불가능합니다. 반면에, 사과에서 과육을 버리고 씨만 반 컵 정도 모아서 먹는다면 청산가리 중독의 가능성이 있습니다. …… 그러나 복숭아나 살구, 자두, 체리, 사과 등을 너무 많이 먹어서 니트릴로사이드가 독성을 나타내는 경우는 없습니다. 다만 과일의 일부분을, 그러니까 씨만 대량으로 섭취하면 그렇게 될 수 있습니다."[*]

이어서 크렙스 주니어 박사는 씨를 볶으면 B17의 요소를 손상시키지는 않지만, 해제 효소를 파괴한다고 지적했다. 그래서 독성에 대해 걱정하는 이들은 먹기 전에 씨를 볶으면 된다.[**] 그러나 기억해야 할 것이 있다. 구워서 먹는 것은 자연이 의도한 섭취 방법이 아니라는 점이다. 즉 가열함으로써 구강과 위, 장에서의 화학 반응으로 얻을 수 있는 효과를 놓치게 되는 것이다.

우리 몸에서 필요로 하는 니트릴로사이드의 적정량이 얼마인지는 알 수 없다. 아마도 사람에 따라서 다를 것이기 때문에 하나의 수치로 기준을 정하기는 어려울 것이다. 사람은 나이와 성별, 췌장의 상태, 식

---

[*] 암 뉴스 저널(Cancer News Journal), 1970년 9/12월호, p.7~8.
[**] 크렙스 주니어 박사의 말에 의하면, 씨를 볶을 때 30~50분 정도 섭씨 100도나 화씨 212도로 가열하면 베타-글루코시다제를 비활성화 상태로 만들 수 있다고 한다.

단, 체중, 유전적인 요소 등에 따라 개별적으로 조건이 다르기 때문이다. 그리고 '1일 최저 필요량(Minimum Daily Requirement, MDR's)'이나 '1일 영양소 권장량(Recommended Daily Allowance, RDA's)'이라는 개념이 있기는 하지만 사람마다 제각기 다른 조건을 가지고 있기 때문에, 영양소 권장량을 연구하여 공표한다거나 수치화하여 법률로 정한다는 것은 말이 안 되는 이야기다.

또한 사람들은 '결핍증'이라는 질병에 대해 중간 상태를 이해하지 못한다. 즉 병에 걸리면 걸린 것이고, 병에 안 걸리면 안 걸린 것이지 결핍의 정도에 따라 증상이 진행된다는 부분을 받아들이지 못하는 것이다. 괴혈병에 걸렸거나 아니면 안 걸렸거나 둘 중에 하나라는 개념이다. 이것은 오해의 소지가 다분하다. 괴혈병은 비타민 C 결핍증의 상태가 극도로 악화되어 나타나는 질병이다. 괴혈병과 같은 치명적 증상을 보이지는 않더라도 비타민 C 결핍의 미약한 증상으로 인해 피로감, 감염의 취약성 등이 나타날 수 있다는 것이다. 세계적으로 유명한 헝가리의 생물학자이며, 1974년에 비타민 C를 발견하여 노벨 의학상을 받은 알베르트 센트죄르지Albert Szent-Gyorgyi는 이렇게 설명했다.

"괴혈병은 결핍증의 첫 증상이 아니다. 생체가 더 이상 버티지 못하고 무너지는 상태라고 할 수 있다. 이는 죽음 직전의 현상이다. 완전히 건강한 상태와 괴혈병 사이에는 엄청나게 큰 차이가 있다. …… 만약 폐렴에 걸려서 죽은 사람이 부적절한 식사로 인해 감기에 걸려서 폐렴으로 발전된 것이라고 하자. 진단서에는 영양실조가 아니라 '폐렴'이라고 쓰여 있을 것이다. 치료 과정에서도 의사들은 폐렴에 관해서만 처방을 내렸을 확률이 높다."*

마찬가지로 암이라는 최악의 상태에 이르기 전에 비타민 B17의 결핍으로 건강상의 어떤 문제가 발생할 수 있을 것이다. 이것을 다 아는 것은 불가능하다. 그러므로 의심스러울 경우에는 부족한 섭취 상태로 방치하기 보다는 과잉 섭취의 방향으로 실수를 하는 것이 바람직하다는 게 대부분 연구자들의 의견이다.

크렙스 주니어 박사는 건강한 보통 성인에게 매일 50밀리그램의 비타민 B17 섭취를 제안했다. 당연히 암 발병 가능성이 있는 사람들은 더 많이 섭취해야 할 것이고, 이미 암이 발병한 사람이라면 훨씬 더 많이 먹어야 할 것이다.

미국에서 수확한 살구 씨에는 B17이 대략 4~5밀리그램 정도 들어 있다. 그러나 이는 평균적인 수치일 뿐이다. 씨의 크기, 나무의 종류, 기후, 토양의 조건 등에 의해 최고 6배까지 차이가 날 수 있다. 그러나 평균적인 수치를 사용하면 비타민 B17 50밀리그램을 얻기 위해서는 하루에 10~12개의 살구 씨를 먹어야 한다.

이것이 위험한 양인가? 그렇지 않다. 사람들이 85~100개의 살구 씨를 매일 먹고도 전혀 병적 효과가 나타나지 않았다고 보고된 바 있다. 그렇다고 이것이 권장 복용량은 아니라는 사실을 지적해 둔다. 살구 씨는 많게는 6 대 1의 비율로 니트릴로사이드의 함량이 달라질 수 있기 때문에 한 나무에서 자란 85개의 씨앗은 다른 나무에서 자란 500개의 씨앗과 동일한 양으로 여겨질 가능성이 있기 때문이다.

자연의 시스템도 이것을 어찌할 수는 없다. 사람이 어떤 식으로 과잉 복용하게 되는지를 자연이 미리 예측할 수는 없기 때문이다. 그러므

---

* 삶의 상태(The Living State); 암 관찰 경과(With Observations on Cancer), 아카데믹 프레스, 1972년, p77 인용.

로 간단한 원칙을 따르는 것이 필요하다. 예를 들면 씨를 먹을 때는 과일의 과육과 함께 먹는다는 원칙을 지키는 것이다. 이러한 상식적인 원칙을 지킨다면 안전성을 유지하는데 완벽한 자신감을 가질 수 있다.

자연의 생성물 중에서 청산가리만큼 많은 오해를 받은 물질도 드물 것이다. 과학 연구가 이루어지던 초기 시절, 이 물질이 가진 독성의 잠재력이 처음으로 발견되었다. 그때부터 청산가리의 독성은 미신처럼 회자되어 이 물질에 대한 무지함의 근거가 되었다. 이런 오해 때문에 지금까지도 사람들은 '청산가리는 독극물의 다른 이름'이라고 여기고 있다. 결과적으로 우리는 이 물질이 음식 속에서 발견되는 것에 대해 알레르기 반응을 보이게 되었다. 행여 알레르기를 건드릴세라 많은 노력을 기울여 왔다. 보건 당국은 식료품 상점의 선반을 면밀히 둘러보며 청산가리 성분이 없는지를 확인하고, 법을 만들어서 시안산을 1%의 400분의 1 이상 함유하고 있는 모든 물질의 판매를 금지하고 있다!* 이러한 '보호 조치'를 받고 있는 미국인이 암이라 불리는 폭발적인 결핍증의 최대 희생자라는 사실이 그리 놀랍지 않다.

자연 식품에 들어 있는 청산가리에 대한 경계는 그렇다 치고, 비타민 B17의 실험실 추출물인 레이어트릴(또는 아미그달린)은 안전한 것인가? 이 경우는 걱정거리가 훨씬 덜하다는 것이 답이다. 100년이 넘도록 표준 약학의 참고서에는 이 물질이 비독성으로 나와 있다. 전 세계 모든 지역에서 거의 2세기가 넘도록 사용되어 온 결과 독성과 관련해서 나타난 심각한 질병이나 사망 사례는 전혀 없었다.

---

* "미국 식품, 약품 화장품의 조건에 대한 법률" 참고, FDA 출판물 제2호, 1970년 6월 개정, p.26.

아미그달린은 독일의 화학자 라이비그Leibig에 의해 1830년에 처음으로 생성되었다고 알려져 있다. 미국 의료 도감 사전(American Illustrated Medical Dictionary 1944년 판)에 따르면 아미그달린은 '아몬드 같은'이라는 뜻이며, 이는 쓴 아몬드(고편도)의 씨*에서 추출되었다는 것을 의미한다. 이 물질은 그 이후로 계속해서 사용되고, 연구되어 왔다. 버크 박사의 말에 따르면, 일반적으로 쓰이는 다른 많은 약물보다 아미그달린에 관한 화학적, 약리학적 사항이 더 많이 알려져 있다고 한다. 1834년에 약전에 등재되었으며, 1848년에는 개를 대상으로 독성 검사를 실험하기도 했다. 1907년에 이르러서는 화학 물질 사전이라고 할 수 있는 '머크 인덱스Merck Index'에 등재되었다. 1961년에는 '한·중 약초약전Chinese Korean Herbal Pharmacopoeias'에 이선주와 이영주에 의해 등재되었고, 암을 약화시키는 특별한 효능이 있는 것으로 설명하고 있다.**

다른 많은 화합물처럼 아미그달린도 몇 가지의 다양한 결정체로 존재할 수 있다. 어느 형태를 취하는가는 그 안에 포함된 물 분자의 수와 관계가 있다. 그러나 형태와 관계없이 결정체가 용해되면 동일한 아미그달린을 생성한다. '레이어트릴'로 알려진 아미그달린 결정체는 크렙스 주니어 박사에 의해 개발되었는데, 다른 형태보다 더 쉽게 용해되기 때문에 같은 부피의 다른 결정체에 비해 훨씬 더 높은 농도로 환자들에게 투여할 수 있다.

---

* 미국에서 흔히 판매되는 '단' 아몬드(감편도)에는 비타민 B17이 함유되어 있지 않지만, '쓴' 아몬드(고편도)에는 다량으로 함유되어 있다. 살구 씨보다 더 많이 들어 있다. 그러나 미국인이 단맛의 아몬드를 더 좋아하기 때문에, 그리고 FDA에서 쓴 아몬드(고편도)의 판매를 제한했기 때문에 거의 모든 고편도 나무가 베어졌다.
** 딘 버크 박사가 스탠다드 씨에게 보낸 편지 중에서, 1972.12.13, 그리핀의 사적인 편지 모음.

레이어트릴의 독성 가능성에 대해 버크 박사는 다음과 같은 말로 정리했다.

"암 퇴치를 위한 45년간의 연구와 조사, 지난 35년간의 미국 국립 암연구소에서의 경험, 그리고 암 치료를 위한 레이어트릴(아미그달린) 사용에 관한 모든 출판 문헌, 공개되지 않은 수많은 자료와 문서, 편지의 내용 등을 근거로 확실히 말할 수 있습니다. 미국과 세계 각국의 의사들에 의해 사용되고 있는 레이어트릴의 사용량이 인간에게 약리학적 해로움을 끼친다는 표현을 본 적이 없다고 말입니다."*

캘리포니아 대학교 버클리 생화학과 명예교수이며, 캘리포니아 공공보건부 암 자문위원회 고문인 그린버그 D. M. Greeberg 박사는 다음과 말했다.

"순수한 레이어트릴(아미그달린)이 무독성 물질이라는 것에는 의문의 여지가 없습니다. 이것은 캘리포니아 암 자문위원회에 제출된 보고서를 읽은 사람이라면 누구든지 확신할 수 있는 사실입니다."**

레이어트릴 실험 초기에만 해도 이 물질을 경구 섭취했을 경우에는 독성이 있을 지도 모른다는 두려움이 있었다. 이런 걱정은 처음에 살구 추출물에서 베타-글루코시아다제(해제 효소)를 완전하게 제거하지 않은 상태에서 나온 것이었다. 레이어트릴은 비타민 B17이 다량 농축된 것이었기 때문에 위 분비물을 만나 활성화되면 문제를 일으킬 지도 모른다는 것이 이론적인 근거였다. 그래서 레이어트릴 관련 초기 문

---

* 딘 버크 박사가 변호사들인 스티븐 와이즈(Steven Wise)와 그레고리 스타웃(Gregory Stout)에게 보낸 편지, 1972년 12월 17일, 그리핀의 사적인 편지 모음.
** 1969년 10월 13일에 발표한 성명, 딘 버크 박사로부터 온 편지에 첨부된 보고서에서 인용.

서를 보면 주사로만 주입하고 경구 복용은 삼가야 한다고 나와 있다. 그러나 이러한 경고는 필요 이상으로 오랫동안 존재해 왔다. 이제는 경구 복용을 피할 그 어떤 의학적인 이유도 없다.

아스피린 알약은 동일한 양의 레이어트릴에 비해 독성이 20배나 더 높다. 아스피린 독성은 축적성이 있고, 며칠 또는 몇 개월간 쌓일 수도 있다. 그러나 비타민 B17의 화학 작용은 몇 시간 안에 완수되고, 그 이후에는 전혀 남지 않는다. 매년 미국에서는 아스피린 중독으로 90명 이상이 사망한다. 그러나 비타민 B17로 죽은 사람은 한 사람도 없다.

아스피린은 자연에서 발견한 물질의 유사물이지만 어찌되었든 가공해서 만든 약품이다. 따라서 본래의 자연 물질과 동일한 것이 아니다. 대조적으로 비타민 B17은 인간이 섭취하기에 적절하도록 자연 상태의 식물에서 풍부하게 발견되는 물질이다. 또한 비타민 B17은 인공 화합물도 아니고 우리 몸에 생경한 물질도 아니다. 그리고 정제된 형태의 레이어트릴은 설탕보다도 독성이 약하다.

성체 쥐를 대상으로 한 실험에서 딘 버크 박사는 쥐들이 먹는 정상 식단의 50%를 지방을 제거한 살구 씨로 구성했을 때, 실험용 쥐들이 노년에 이르기까지 완벽한 건강 상태를 유지했다고 밝혔다. 또한 그는 이러한 결과는 쥐 한 마리당 비타민 B17을 매일 125밀리그램 공급해 준 엄청난 양이라고 지적한다. 그리고 덧붙여 말하기를 살구 씨는 '비타민 B17 이외에도 단백질과 미네랄 등의 영양소가 다량 함유된 식품'이라고 강조 했다.*

---

* 딘 버크 박사가 미국 의회 하원의원 루 프레이 주니어에게 보낸 편지, 1972년 5월 30일자, 암통제 저널(Cancer Control Journal)에 게재됨, 1973년 5/6월호, p.6.

또 다른 실험에서는 정상인 사람에게 투입하는 양의 70배나 되는 레이어트릴을 흰 쥐에게 투입했는데, 유일한 부작용은 식욕 증진, 체중 증가, 우월한 건강이었다. 이것이야말로 우리가 비타민 섭취에 대해 예상하는 당연한 결과라고 하겠다.

아, 그리고 참고적으로 말하면 의사가 처방한 약품을 복용하고 나서 사망한 사례가 매년 10만 건에 달한다고 한다.[*]

---

[*] "치명적 약물 상호 작용 통제 시스템의 실패(System to control deadly drug inter action failing)", 안드레아 녹스, 나이트 리더 신문(Knight Ridder Newspapers), 2001년 1월 7일자.

07
비타민 B17의 의학적 연구 성과

암환자에게 비타민 B17(레이어트릴)을 처방했을 때, 어떤 유해한 부작용도 일으키지 않는 것으로 나타났다. 비타민 B17보다 빠르게 환자를 회복시키는 항암제는 없었다. 비타민 B17이 암을 통제하는 것은 분명하며, 어떤 부위의 암이라 할지라도 대부분의 사례에서 효과를 발휘했다.

"레이어트릴(비타민 B17)은 저주받아 마땅한 의료 사기입니다!"
미국 암학회 캘리포니아 지부장 헬렌 브라운은 이렇게 공언했다.*

"1974년에 암환자 치료에 레이어트릴을 사용한 결과, 레이어트릴이 안전하고 효과적으로 암을 치료한다는 결론을 내린 유명 의사들이 발표한 논문 중에 취소된 것이 26건이나 있었다."**

공식 논문을 쓰지는 않았지만 임상학적으로 레이어트릴을 사용하여 효과를 보고 동료에게 이에 대한 글을 보내거나 공개강좌, 인터뷰를 한 의사들까지 포함하면 레이어트릴이 효과적이라는 사례는 셀 수 없

---

* "고통을 이용하는 자들: 절망적인 암환자들을 제물로 삼다," 헬스 투데이, 1973년 11월, p.28. 인용.
** 이 논문의 전체 목록은 다음 책에 수록되어 있다. W. 라압(Raab): Klin. Wchnshr. 14:1633, 레이어트릴/니트릴로사이드, p.84~85.에서 인용.

을 정도로 많아진다. 미국 암학회와 그 밖에 정통 의학의 대변인들은 일반 대중이 레이어트릴 지지자들은 모두 사기꾼이나 돌팔이라고 믿게 만들려고 한다. 그러나 레이어트릴을 실험하고 그 결과를 세상에 알리고 싶어 하는 의사들은 돌팔이가 아니다. 다음 몇몇 사례만 봐도 쉽게 알 수 있다.

독일 하노버에 있는 질버지 병원의 제약과 과장인 의학박사 한스 니이퍼는 코발트 방사선 요법의 선구자였으며, 항암제인 시클로포스파미드 개발에도 참여했다. 그는 심장 괴사를 예방하는 데 있어서 '전해질 운반체'라는 개념을 최초로 도입하기도 했으며, 아샤펀버크 병원의 화합물 순환 연구 실험실 실장이었다. 또한 세계 과학인명 사전에 등록되어 있으며, 독일 종양 치료 연구회 회장이기도 하다. 니이퍼 박사는 세계에서 가장 유명하고 존경받는 암 전문가 중 한 사람이다.

1972년에 미국을 방문한 니이퍼 박사는 취재 기자에게 다음과 같이 말했다.

"20년간 연구한 결과 독성이 없는 니트릴로사이드, 즉 레이어트릴이 현재까지 알려진 그 어떤 암 치료법이나 예방약보다도 우수하다는 결론에 도달했습니다. 현재로서는 암을 통제할 수 있는 유일한 가능성은 레이어트릴을 사용한 치료뿐이라는 것이 제 생각입니다."

캐나다에는 N. R. 부지안 박사가 있다. 그는 몬트리올에 위치한 성 잔다르크 병원 연구실험실의 책임자였고, 화학 요법을 전담하는 병원 내 종양 이사회의 이사이기도 하다. 몬트리올 의과대학을 우등으로 졸업했고, 몬트리올 대학과 옥스퍼드 대학 협력 기관인 성 조셉 대학에서 의학박사 학위를 받았다. 그는 화학 및 혈액학 분야의 선임 연구원이었고, 임상세균학, 혈액학, 생화학에서도 전공 인증을 받았다. 그는 미국 활성분석학회 임원이기도 했다. 그는 레이어트릴이 최초로 세상에 알려지고 얼마 되지 않아 시행한 첫 실험 결과를 다음과 같이 보고했다.

"우리는 항상 조직학(조직의 미세 분석)적 관점에서만 진단을 내린다. 우리는 조직학적 증거를 토대로 하지 않은 것을 암으로 진단하지 않는다. …… 이번 연구에서 몇몇 말기 암환자들은 가망이 없는 상태로 판단되었다. 그들은 치료를 위한 기본 투여량으로 정해진 30그램보다 적은 양을 투여 받았다. 그러나 적은 양을 투여 받은 대부분의 환자들도 거동이 가능해졌으며, 일부는 단기간에 정상 활동 범위를 되찾았다."*

마누엘 나바로 박사는 필리핀 마닐라에 있는 산토 토마스 대학의 내·외과 교수이다. 그는 필리핀 연구협의회 준회원, 필리핀 의과대학 선임 연구원, 내분비학 및 대사학학회의 회원이다. 그는 필리핀 의사협회, 필리핀 암학회를 비롯해서 다양한 의학 단체에 속해 있으며, 세계적인 암 연구자로 인정받는 인물이다. 그가 쓰거나 참여한 의학 논문은 100건이 넘고, 그중에는 세계 암학회에서 발표된 논문도 있다. 1971년에 나바로 박사는 다음과 같은 글을 썼다.

"나는 지난 18년간 종양학을 연구해 왔다. 또한 같은 기간 동안 암환자들을 치료하기 위해 레이어트릴(아미그달린)을 사용해 왔다. 그 동안 총 500여 명의 환자에게 경구 투여, 정맥 주사 등 다양한 방식으로 레이어트릴(아미그달린)을 투여했다. 이 환자들 대부분은 치료를 시작할 당시에 이미 말기 상태였다. 현장에서 실제로 의료 행위를 하는

---

* 암 뉴스 저널, 1971년 1월 4일, p20 인용.

종양학자이자 연구자로서 신중한 임상학적 판단을 하자면 이렇다. 나는 말기 암환자 치료에 레이어트릴을 사용했을 때 가장 좋은 결과를 얻었다. 레이어트릴(아미그달린)을 사용한 치료 결과는 독성이 강한 일반 세포 독성 항암제를 사용했을 때와 동일하거나 더 우수한 것으로 나타났다."*

멕시코 티후아나에서는 에르네스토 콘트레라스Ernesto Contreras 박사가 30년 이상 '착한 사마리아인 암 전문 병원(현재는 오아시스 병원)'을 운영해 오고 있다. 콘트레라스 박사는 멕시코 의료계에서 가장 출중한 인물 중 한 사람이다. 그는 보스턴의 하버드 아동병원 대학원 과정을 이수했고, 멕시코 군사 의과대학에서 조직학과 병리학 교수로 재직했으며, 멕시코시티 육군 병원에서 수석 병리학자로 근무했다.

콘트레라스 박사는 1963년에 미국에서 건너온 한 말기 암환자가 레이어트릴 치료를 부탁하면서 레이어트릴의 존재를 알게 되었다. 그 환자는 회복되었고, 콘트레라스 박사는 레이어트릴의 특성과 사용법에 대해 본격적으로 연구하기 시작했다. 그때부터 그는 수천 명의 암환자를 치료했다. 암환자들 대부분은 레이어트릴 사용을 금지한 미국에서 건너온 환자들이었다. 콘트레라스 박사는 비타민 치료 요법과 관련된 경험을 다음과 같이 말했다.

"60% 이상의 사례에서 비타민 치료는 임시 처방(궁극적인 치료는 하지 못하더라도 환자를 편안하게 하는 처방)의 기능을 했다. 질병이 많이 진행된 말기 암환자의 경우는 15%의 확률로 암 증상의 진행이 멈추

---

* 나바로 박사가 앤드류 맥노튼에게 보낸 서신, 맥노튼 재단, 1971년 1월 8일, 암 뉴스 저널, 1971년 1월/4월, p19~20 인용.

거나 회복되는 것을 목격했는데, 이는 통계적으로 유의미한 수치라고 볼 수 있다."*

일본에서는 도쿄의 유명한 의사 사카이 시게아키가 있다. 1963년 10월에 출판된 「아시아 의학 저널Asian Medical Journal」에는 다음과 같은 그의 글이 실렸다.

"암환자에게 적용했을 경우, 레이어트릴은 어떤 유해한 부작용도 일으키지 않는 것으로 나타났다. 레이어트릴보다 빠르게 환자를 회복시키는 항암제는 없었다. 레이어트릴이 암을 통제하는 것은 분명하며, 어떤 부위의 암이라 할지라도 대부분의 사례에서 효과를 발휘했다."

이탈리아의 투린 의과대학University of Turin Medical School 교수 에토 구데티Etore Guidetti 박사는 브라질에서 열린 국제 암학회에서 말기 암환자의 레이어트릴 치료에 대해 강연했다.

"레이어트릴은 자궁, 자궁경부, 직장, 조직 등 다양한 종양 조직을 파괴했습니다. 브로콜리 모양의 종양 덩어리가 폭발하듯이 신속하게 분해되는 현상이 나타난 사례도 있습니다. 폐암 환자에게 레이어트릴을 처방하고 방사선 치료와 병행한 결과 종양 형성과 전이가 멈추고 회복되는 것을 볼 수 있었습니다."

구데티 박사의 발표가 끝나자 객석에서 미국 의사가 일어났다. 그는 미국에서 레이어트릴을 연구한 결과 효과가 없는 것으로 밝혀졌다는 발언을 했다. 그러자 구데티 박사는 이렇게 대답했다.

"미국에서 뭐라고 판단했는지는 관심이 없습니다. 저는 제 병원에

---

* 암 뉴스 저널, 1971년 1월/4월, p20 인용. 이 글에서는 정통 의학의 치료로는 가망이 없다고 포기한 말기 암환자로 그 대상을 한정짓고 있다는 사실을 염두에 두어야 한다. 이 그룹에서 15%의 회복률은 대단히 인상적인 성과다.

서 일어난 일을 전하고 있을 뿐입니다."*

그 자리에는 벨기에 류벤 대학의 교수이자 동 대학의 암 연구기관 책임자인 조셉 H. 메종 박사가 있었다. 그는 4년마다 국제 암학회를 개최하는 명예회장이었다.

그리고 미국에서도 레이어트릴 사용을 존중하는 의사들이 있었다. 미국 암학회의 딘 버크 박사, 저지 시티 의료센터의 존 A. 모론 박사, 레이어트릴을 개발한 에른스트 T. 크렙스 주니어 박사, 레이어트릴 사용을 금지한 미국 정부의 조치에 반발한 샌프란시스코의 의사 존 A. 리처드슨 박사,** 20년 이상 성공을 거두며 레이어트릴 치료를 해 온 오하이오 주 워싱턴 코트하우스의 필립 E. 빈젤 박사가 그들이었다. 그 외에도 20여 개 국가에서 온 뛰어난 자질을 갖춘 존경받는 인물들이 레이어트릴을 지지하고 있었다.

이들 대부분은 자신의 환자들이 특별히 기록할 만한 부가적인 효능도 함께 경험했다는 개별적인 임상 결과를 발표했다. 고혈압 환자의 혈압이 정상화되었고, 식욕을 되찾았으며, 헤모글로빈과 적혈구 수가 증가했다. 또한 말기 암환자에게서 나오는 불쾌한 악취가 사라지고, 무엇보다도 마약성 진통제를 사용하지 않아도 고통에서 해방되었다는 보고가 있었다. 치유될 가능성이 없는 시기에 레이어트릴 요법을 시작한다고 해도 암환자에게는 고통이 경감된다는 것 자체로 자비로운 축복일 것이다.

그러나 레이어트릴의 유일한 능력이 죽어가는 환자의 삶의 질을

---

* 암 뉴스 저널, 1971년 1월/4월, p19. 인용.
** 의학박사 존 A. 리처드슨·간호사 패트리샤 그리핀 공저, 레이어트릴 임상 사례의 역사: 리처드슨 암 전문 병원 사례, 아메리칸 미디어, 1977년.

향상시키는 것뿐이라는 결론을 내려서는 안 된다. 삶의 연장 또한 많은 환자들에게 대단히 큰 선물이다. 빈젤 박사는 자신의 책 『생존, 그리고 삶Alive and Well』에서 정통 의학의 표준 치료를 받은 암환자들과 자신이 치료한 환자들의 장기 생존율을 비교하고 있다. 그의 연구는 23종류의 암을 가진 108명의 환자 사례를 기반으로 하고 있다. 그는 치료 결과에 대해 다음과 같이 말했다.

"…… 18년에 걸쳐서 이미 암세포 전이가 진행된 108명의 환자 중 76명(70.4%)은 암으로 사망하지 않았다는 것을 볼 수 있다. '사망 원인 불명'으로 판단된 9명의 환자가 암으로 사망한 것으로 계산해도 '62.1%'라는 장기 생존율 수치가 나온다. …… 그렇다면 환자의 '5년 생존율'이라는 수치만을 놓고 보았을 때, 내가 치료한 환자들이 미국 암학회가 발표한 '표준 치료'만을 받은 전이된 암환자들의 생존율보다 287%나 높은 우수한 결과를 보인 것이다."*

빈젤 박사의 책 『생존, 그리고 삶』에 실린 그래프는 기존의 표준 치료와 레이어트릴을 이용한 영양학적 치료를 비교하고 있다. '원발 암'은 한 기관에만 암이 발병한 환자, '전이성 암'은 여러 기관에 암세포를 가지고 있는 환자를 의미한다. 게다가 환자 치료로 얻은 임상 결과 외에도 레이어트릴이 항암 작용을 한다는 5건 이상의 신뢰성 높은 대조 실험이 제시되었다. 그 목록은 다음과 같다.

1. 1968년 샌프란시스코 신드 연구실 실험
2. 1971년 (파리) 파스퇴르 연구소 연구

---

* 의학박사 필립 E. 빈젤, 생존 그리고 삶: 영양학을 도입해 암환자를 치료한 의사의 경험, 아메리칸 미디어, 2000년, p.113 인용.

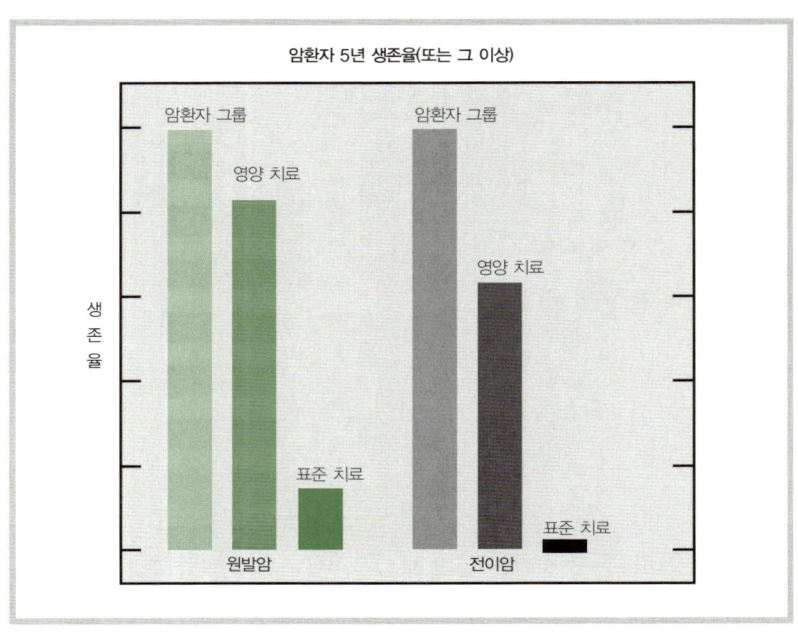

3. 1973년 (독일 드레스덴) 폰 아덴 연구소 연구

4. 1973년 남부 연구소 실험

5. 1972~1977년 메모리얼 슬론-케터링 암센터에서 이루어진 실험

그러나 이 모든 결과에도 불구하고 정통 의학의 대변인들은 여전히 레이어트릴의 효과를 입증할 수 있는 증거는 없다고 주장한다. 진실을 말하자면 증거는 도처에 있다.*

레이어트릴만 사용하는 것으로도 다양한 암 치료 사례에서 효과가 있는 것으로 증명되었지만, 추가적인 치료는 그보다 더 좋은 결과를 보여주는 경우가 많다. 지금은 고인이 된 샌프란시스코 출신 존 리처드

---

* "그들이 거짓말을 하고 있다." 딘 버크 박사, 암 소식 저널, 9권, No.3(1974년 6월), p.5 인용.

슨 박사는 레이어트릴 요법을 사용하는 전 세계의 의사들 중 가장 높은 회복률을 자랑했다. 다음 내용은 그가 암환자들에게 조언하기 위해 직접 작성한 권장 식단이다.

채소류_ 개인적으로 특이 반응이 없는 것들을 먹는다. 모든 것을 통째로 먹는다. 먹을 수 있는 모든 부위, 특히 섬유질을 먹는다. 채소류는 생으로 먹는 것이 좋으나, 생으로 먹기 힘들면 먹을 수 있을 정도로만 살짝 익힌다.

육류_ 모든 생선은 신선한 상태로 동물성 지방 없이 (식물성 기름은 사용해도 좋다) 가볍게 익혀 먹는다. 가금류는 껍질을 벗겨 조리한다. 이를 제외한 모든 육류는 섭취하지 않는다. 이 공식은 모든 육류를 포함한다. 모든 유제품, 소고기, 양고기, 돼지고기, 베이컨, 햄 등은 먹지 말아야 할 금지 식품이다.

간, 심장_ 간은 종양 질병과 관련이 있고, 심장은 순환 질병과 관련이 있다. 간이 핵심적인 기관이다.

음료_ 일반 식수나 탄산수로 만든 신선한 주스로 수분을 충분히 섭취하라.

비타민 보조제_ 비타민 C 1,500~5,000밀리그램, d-알파 토코페롤(비타민 E) 800~1,200 국제단위. 신뢰할 수 있는 브랜드에서 제조한 치료 목적의 종합 비타민을 함께 섭취한다. 되도록이면 유기농, 자연 원료 제품을 선택한다.

독성 기호품, 의약품_ 담배와 술을 포함한 모든 종류의 독소를 피해야 한다. 커피, 신경 안정제, 진정제, 진통제는 권장하지 않는다. 항생제는 사용해도 무방하다. 손상 부위를 피해 운동하고, 충분한 휴식을 취한다.

비타민 B15_ 간의 독성은 메틸기 전이를 일으킨다. 따라서 간의 독성을 없애고, 조직의 산소 흡수율을 증가시키는 비타민 B15를 식단에 포함시킨다. 영양막세포는 발효 과정으로 생존하므로 B15를 필수적으로 섭취해야 한다.

췌장 효소 보충제_ 건조 분말 형태의 췌장 효소 보충제는 효과가 있는 것으로 나타났다."*

리처드슨 박사의 권장 식단은 암환자를 대상으로 한 것이다. 건강한 사람에게는 필요 이상으로 제한 사항이 많기 때문에 추천하지는 않는다. 일반인들에게는 니트릴로사이드가 풍부한 일반식이면 충분할 것이다.** 그리고 크렙스 주니어 박사가 권장하는 식단은 다음과 같다.

아침 식사_ 메밀, 수수, 아마 씨로 만든 죽과 엘더베리 잼을 바른 수수빵 토스트가 좋다. 뭉근히 익힌 말린 자두와 함께 먹는다.

점심 식사_ 리마 콩, 옥수수 콩, 병아리 콩 요리와 자두 잼을 바른 수수 롤빵을 먹고, 엘더베리 와인을 마신다.

저녁 식사_ 콩나물이 들어간 샐러드와 수숫대에서 추출한 당밀로 단맛을 낸 수수나 메밀 롤빵, 클로버를 먹고 자란 토끼고기를 추천한다. 저녁을 먹은 후에는 살구, 복숭아, 체리, 자두 등을 통째로 으깨서 담근 브랜디를 한 잔 마신다.

간식_ 라즈베리 종류의 과일, 마카다미아(macadamia, 오스트레일리아 산 상록수 또는 그 열매), 죽순을 권장한다.

또한 크렙스 주니어 박사는 다음과 같은 점도 지적했다.

"구약성경을 보면 빵 만드는 곡물을 손질하는 방법과 함께 여섯 가지 재료가 등장한다. 그중 보리, 콩, 렌즈콩lentils, 수수, 가르반조콩(또는 병아리콩)에 니트릴로사이드가 풍부하게 들어 있다."***

---

* 관심을 표명한 의사들에게 보내는 공개서한, 1972년 11월, 1974년 수정, 그리핀의 사적인 편지 모음.
** 다시 한 번 말해 두지만, 다음 책을 강력히 추천한다. 쥰 드 스페인(June de Spain's), 시안화물 요리 소책자(The Little Cyanide Cook book)
*** 에스겔서 4장 9절.

다른 비타민과 마찬가지로 비타민 B17의 균형을 유지하기 위해 식단의 엄청난 부분을 할애하지 않아도 된다. 하루에 사과 한두 개를 먹으면서 씨를 함께 먹으면 필요량을 충분히 섭취할 수 있다. 그러나 서구화된 식단에서 B17을 다른 식품으로 보충하기는 쉽지 않기 때문에, 그 정도는 최소 요구량이라 보고 그 이상의 섭취량을 유지하는 것이 좋다.

크렙스 주니어 박사의 권장 식단에 있는 음식 중에는 평균적인 도시 거주자가 준비하기에는 어려운 것도 있다. 그래서 하루 6~12개의 살구 씨나 복숭아씨를 먹는 습관을 들이거나 씨앗을 갈아서 시리얼이나 샐러드 등을 먹을 때 드레싱처럼 뿌려 먹는 사람들도 많다. 씨앗의 씁쓸한 맛이 싫다면 갈아서 캡슐로 제조하면 된다. 즉 비타민 B17을 섭취하려는 마음만 있으면 방법은 얼마든지 찾을 수 있다는 뜻이다.

비타민 B15는 비타민 B17을 사용한 치료법의 중요한 보조제로 언급되어 왔으며, 그 둘을 혼동하는 경우가 많다. 이쯤에서 둘을 분명히 구분해 두는 것이 좋을 것 같다.

비타민 B15는 종종 '판가믹산pangamic acid'으로 불린다. '판pan'은 '모든 곳'에 있다는 의미이고, '가미gami'는 '씨앗'을 뜻한다. 이런 이름이 붙은 이유는 지구상의 거의 모든 씨앗에서 (다른 비타민 B와 함께) 소량으로 발견되기 때문이다.

비타민 B15는 비타민 B17과 마찬가지로 에른스트 T. 크렙스 주니어 박사가 살구 씨의 화학적 특성을 연구하던 중에 발견되었다. 비타민 B17을 찾으려는 연구에서 예상치 못한 보너스를 얻었다고 볼 수도 있다.

비타민 B15를 '인스턴트 산소'라고 생각하면 쉽게 그 효과를 이해할 수 있다. 비타민 B15는 신체 모든 부위에서 산소 효율성을 증가시키며, 생체 폐기물의 독소 제거를 돕는다. 암세포는 산소가 있는 곳에서 성장하지 못하고 글루코스의 발효 작용에 의지하기 때문에, 비타민 B15 역시 암세포의 간접적인 적이라고 볼 수 있다.

비타민 B15는 미국에서 대중적으로 알려지지도 않았고, 널리 사용되지도 않는다. 그 이유는 레이어트릴 사례와 정확히 일치한다. 미국 정부는 공식적으로 비타민 B15의 가치를 인정하지 않고 있다. 그러나 다른 국가에서는 이 물질이 매우 활발하게 사용되고 있다. 특히 러시아는 이 부분에 있어서는 미국보다 훨씬 더 앞서나가고 있으며, 비타민 B15 활용법에 관한 연구가 활발하게 진행되었다. 1965년에는 소련 과학대학에서 당시까지 밝혀진 비타민 B15 관련 내용을 총 정리한 학술 토론회를 열기도 했다. 1968년에는 옛 소련 보건국 산하 과학 자문위원회에서 비타민 15와 관련하여 제출된 모든 보고서 내용을 승인했고, 소련의 제약 회사들은 일반 유통용으로 비타민 B15를 대량 생산할 수 있게 되었다.

올림픽에 참여한 러시아 선수들이 상당량의 B15를 투여 받았다는 사실이 밝혀졌는데, 이것이 진짜라면 그 이유는 분명하다. 이 물질을 자연 상태의 음식으로 섭취했을 경우에도 신체의 근력과 체력이 향상된다는 사실이 다양한 실험을 통해 증명되었기 때문이다. 실험용 쥐를 욕조에 넣어 계속 수영하도록 했을 때, 비타민 B15를 섭취한 쥐들은 일반 쥐가 피로에 지쳐 익사한 후에도 계속해서 수영을 하는 것으로 확인되었다. 환경을 바꿔서 산소가 서서히 제거되는 유리 상자 안에 실험용 쥐를 넣었을 때, 비타민 B15를 섭취한 쥐는 그렇지 않은 쥐들보다 훨씬 더 오래 (적은 양의 산소로) 살아남는 것으로 확인되었다.

옛 소련의 과학자들은 비타민 B15가 순환계 문제, 심장 건강, 혈중 콜레스테롤 농도, 피부 질환, 동맥경화, 기관지 천식, 진성 당뇨병, 상처 치유 등에도 효과가 있다는 사실을 밝혀냈다. 그들이 특히 주안점을 두었던 것은 B15에 노화를 늦추는 효과가 있었다는 것이다. 모스크바 시티 클리닉 병원의 슈퍼트 교수는 다음과 같은 결론을 내렸다.

"나는 언젠가 칼슘 판가메이트(calcium pangamate, 비타민 B15)가 40세 이상의 구성원이 있는 모든 가족의 식탁에 소금통과 함께 놓여 있을 날이 올 것이라고 믿는다."*

미국에서 비타민 B15를 사용하려는 의사들은 법의 테두리 밖에서 활동해야 했다. 미국 정부가 제조업체에 규제를 가하여 상업적인 판매를 막았기 때문이다. 이를 지켜본 크렙스 주니어 박사는 다음과 같이 말했다.

"비타민 B15는 자연 식품에 들어 있는 자연의 구성 요소이며, 실험 결과 질병에 대한 저항력을 향상시키고 건강한 신체 기능을 유지하는 데 확실한 효과가 있는 것으로 나타났다. 판가믹산은 러시아, 일본, 유고슬라비아, 프랑스, 스페인, 독일 국민들에게 엄청난 건강과 장수의 혜택을 주고 있다. 그러나 그것이 처음으로 발견된 이 땅에서는 구할 수조차 없다."

다행히 비타민 B15는 미국 정부의 방해에도 불구하고 유서 깊은 의학 기관에서 인정을 받기 시작했다. 이런 추세가 가속화되기를 바란다. 비타민 B15는 B17보다 극복해야 할 기득권이 적기 때문에 좀 더 빨

---

* 이에 대한 자세한 분석을 보려면 다음 서적을 참고할 것. 비타민 B15(판가믹산): 성질, 기능과 사용법, 모스크바 과학출판사, 1965년, 캘리포니아 소살리토 맥노튼 재단에서 번역 및 재출판.

리 정통 의학에 의해 인정받고 받아들여질 지도 모른다. 아직까지는 미국 의사협회AMA에서 공식적으로 이 물질을 폄하한 적이 없다. 따라서 이 물질을 인정한다고 해서 누군가의 평판에 손상이 가지는 않는다. 그리고 시간이 지나면 진실의 무게 때문에 B17 또한 수용해야 할 순간이 올 것이다.

지금까지도 끝없는 싸움에 휘말려 의료계에서 배척을 당하며 사회적인 모독을 감수하고 있는 사람들이 의료 사기꾼이 아니라 당대 최고의 의료 선구자로 인정받는 날이 반드시 올 것이라 믿는다.

08
비타민 B17을 처방한 암 치료 사례

세월이 흐르면서 비타민 B17(레이어트릴)의 살아 있는 증거라 할 수 있는 회복한 암 환자의 수는 점점 늘어나고 있다. 이러한 결과를 무시하거나 없는 것으로 여기기에는 입증된 증거나 사례가 너무 많다. 만약 암을 치유한 환자들이 모두 자연적으로 회복된 것이라면, 현재 시행되는 모든 암 치료법을 합한 것보다 비타민 B17 치료를 받은 사례에서 자연 회복이 나타나는 경우가 훨씬 더 많다.

앞서 언급한 시안화물(청산가리) 공포 조장 사건은 레이어트릴(비타민 B17)에 반대하는 관료 집단의 계속되는 집중 포화에 비하면 작은 총알 정도에 지나지 않는다. 겁주기 전략부터 노골적인 거짓말까지 거의 모든 무기가 총동원되었다. 가장 주요한 전략은 공공의 복지를 위한다는 탈을 쓴 학문적 발표 형태였는데, 이론상으로는 비타민 치료가 솔깃하게 들릴지 모르나 효과가 전혀 없다는 것이었다.

캘리포니아 식품의약국 공공의료보건부의 랄프 와일러슈타인 박사는 단호하게 말했다. "이 문제에 대해 믿을 만한 자료는 전혀 없습니다."* 그리고 연방 FDA에서는 다음과 같이 주장한다.

---

* "식품 첨가물 금지 가능성," 산호세 머큐리(San Jose Mercury), 1972년 9월 9일.

"FDA는 레이어트릴이 암 치료에 효과가 있다는 사실을 입증하는 어떤 만족할 만한 과학적 자료도 본 적이 없다."*

그리고 '증명되지 않은 암 치료법'이라는 제목의 인상적인 출판물에서 미국 암학회는 이렇게 공언했다.

"레이어트릴과 관련된 모든 문헌 자료와 기타 접근 가능한 정보를 신중히 검토하였으나 레이어트릴이 인간의 암 치료에 객관적인 효력이 있다는 증거를 찾을 수 없었다. 따라서 미국 암학회는 레이어트릴이 '증명되지 않은 치료법'이라는 결론을 내렸다."**

이러한 발표와 관련해서 '전국 암연합National Cancer Institute'의 딘 버크 박사는 다음과 같은 의견을 표명했다.

"과학적 가치가 전혀 없이 단순히 정치적 선전만 담긴 진술이다. 진실은 그 어디에서도 대규모로 시행되는 '증명된' 암 치료법은 거의 없다는 것이며, 미국 암학회가 사용한 용어 '증명되지 않은'이란 표현은 매우 불공정하고 편견 섞인 단어 선택이다."***

그러나 일반 대중은 미국 암학회가 비타민 B17, 또는 레이어트릴을 '증명되지 않은 암 치료법'이라고 정의했다는 사실만을 기억한다. 어느 정도 공신력을 가진 기관의 공식 발표를 무시하기는 힘든 것이다. 하지만 이 자료는 직접 레이어트릴을 사용해서 환자를 치료한 의사들의 긍정적인 임상 결과를 아무것도 아닌 것으로 치부하고 있다. '누군

---

* 임상 의사를 위한 암 저널(A Cancer Journal for Clinicians), 미국 암학회(ACS, American Cancer Society) 출판, 1972년 7/8월.
** 증명되지 않은 암 치료법, 1971년, p.139 인용.
*** 딘 버크 박사가 전국 암연합 회장 프랭크 라우처 박사에게 보낸 서신, 1973년 4월 20일, 「암 통제 저널」에 게재, 1993년 9월/10월, p.5 인용.

가'는 거짓말을 하고 있는 것이다!

앞에서 우리는 레이어트릴 사용을 반대하는 근거가 되었던 공식적인 연구 프로젝트의 과학적 신뢰성을 검토했다. 그리고 모든 면에서 충격적일 정도로 신뢰도가 떨어진다는 것도 확인했다. 따라서 레이어트릴을 반대하는 모든 암 '전문가'들은 개인적인 경험이나 실험 없이 신뢰할 수 없는 보고서에 대한 믿음만을 바탕으로 의견을 말하고 있는 것이다.

그러나 레이어트릴 사용에 반대하는 세력의 주장에 근거가 없다는 것을 증명하는 것만으로는 레이어트릴을 지지하는 논리가 될 수 없다. 그러므로 비타민 B17이 이론에서처럼 실제로 사용되었을 때도 효과가 있다는 증거를 제시해야 한다.

영양막세포 이론을 기반으로 한 항암 치료의 효과는 실험실에서도, 임상 연구 결과로도 밝혀진 바다. 예를 들어, 레이어트릴이 개발되기 한참 전인 1935년에 캘리포니아 의과대학 병리학 교수였던 이사벨라 페리Isabella Perry 박사는 종양이 있는 쥐에게 시안화물 증기를 지속적으로 흡입시키는 실험을 했다. 그녀는 이 실험의 관찰 결과를 다음과 같이 기록하고 있다.

> "이와 같은 실험에 사용된 쥐들은 매우 높은 비율로 종양이 감소하는 모습을 보였다. 그리고 종양이 감소하는 경우와 계속 성장하는 경우 모두 이식 능력이 거의 없었다."*

페리는 이 실험이 인간에게는 가치가 없을 것이라 여겼었다. 왜냐하면 생명을 위협할 정도의 고농도 시안화물 증기를 사용해야 효과가

---

* "쥐의 종양 성장에 지속적인 시안화물 치료가 미치는 영향," 미국 암 저널, 1935년.

나타날 것이라고 생각했기 때문이다. 비타민 B17의 작용에서는 시안화물이 암세포에만 선택적으로 배출되므로 이 부분은 문제가 되지 않는다. 실험 대상이 되었던 쥐들은 종양이 완전히 퇴화되었을 뿐만 아니라 300% 이상 수명이 연장되는 결과를 보였다.

레이어트릴에 관한 실험 보고서로 눈을 돌려 보면 심지어 더욱 고무적인 결과를 찾을 수 있다. 시안화물 증기 흡입과 관련된 위험성이 전혀 없기 때문이다. 미국 암연합 세포화학부 책임자인 딘 버크 박사는 동물 세포를 사용한 일련의 실험에서 B17은 일반 정상 세포에는 나쁜 영향을 전혀 끼치지 않았지만, 암세포에 대해서는 엄청난 양의 시안화물과 벤조알데히드를 방출했고, 모든 실험에서 암세포를 죽게 만들었다고 말했다.

"레이어트릴을 암세포·배양체에 적용한 후 현미경으로 관찰하면, 글루코시다아제 효소가 함께 있는 경우에도 암세포가 파리처럼 죽어나가는 것을 볼 수 있었습니다."[*]

1971년 프라하에서 열린 국제 화학치료학회에 참가한 딘 버크 박사는 다음과 같이 공언했다.

"레이어트릴은 폐암을 포함한 많은 형태의 암을 치료하는데 효과가 있는 것으로 보이며, 전적으로 무독성입니다. …… 에를리히 복수 상피 종양(특정한 종류의 암 조직 배양체)의 시험관 테스트에서 드러난 바로는 시안화물 단독으로 1%, 벤조알데히드 단독으로 20%의 암세포를 괴사시키는 조건에서 둘 모두를 사용하면 모든 암세포가 괴사에

---

[*] "레이어트릴 사용 금지는 해제될 것인가?", 트윈 서클(Twin Circle), 1972년 6월 16일, p.11 인용.

이릅니다. 레이어트릴(비타민 B17)과 글루코시다아제(일종의 '해제 효소')가 함께 사용된 경우에도 앞서 언급한 두 종류의 화합물이 방출되며, 복수 종양 세포를 100% 파괴하는 데 성공했습니다."[*]

또 다른 일련의 실험에서 딘 버크 박사는 접종을 받지 않은 통제 그룹과 비교했을 때, 레이어트릴 접종이 암에 걸린 쥐의 수명을 80%나 연장했다고 밝혔다.[**]

이러한 연구 결과를 발표한 딘 버크 박사는 세계 최고의 암 연구 권위자 중 한 사람이다. 그는 게르하르트 도마크 암 연구 상, 미국 화학학회의 힐브랜드 상을 받았고, 1459년 피우스 2세가 설립한 로마의 베들레헴 의료 기사단에서 기사 작위를 받았다. 그는 캘리포니아 대학에서 생화학 박사 학위를 취득했고, 런던 대학 국립 연구회, 카이저 빌헬름 생물연구소, 하버드 대학의 선임 연구원이었다. 그는 국립 암연구소 설립 당시부터 함께했던 선임 화학자였으며, 1946년에는 세포 치료 분과를 책임지게 되었다. 그는 11개 과학 조직에 속해 있으며, 암의 화학 치료 요법 연구에 관한 3권의 저서가 있고, 세포화학 분야에서 200편 이상의 논문에 저자 또는 공동 저자로 등록되어 있다.

딘 버크 박사가 레이어트릴이 효과가 있다고 주장한다면, 실제로 효과가 있는 것이다!

딘 버크 박사는 의사가 아니다. 그는 생화학자다. 그의 실험은 인

---

[*] "아미그달린, 독성이 없는 항암 치료제로 주장", 전염성 질병(Infectious Diseases), 1971년 10월 15일, p.1, p.23 인용.
[**] 공공환경보건 분과위원회, 주간·국제무역 분과위원회, 미국 하원, 92대 국회에서의 공청회 증언 내용, 미국 암 저널, 1572년 7/10월, p48 인용.

간이 아닌 암세포 배양체와 실험실 동물을 대상으로 한 것이다. 그러나 앞서 소개된 훈자 사람들과 에스키모를 비롯한 전 세계 인구 집단의 건강 기록은 통계학적으로 결정적인 자료가 된다. 그들의 기록을 통해 자연 상태의 비타민 B17은 특정한 물질들과 함께 존재하며, 그 물질들이 동시에 작용해서 인간의 암을 통제하고, 그것도 100%의 효과를 가진다는 결론에 도달할 수 있다. 그러나 이미 시작된 암은? 암에 걸린 다음에도 비타민 B17을 사용하면 건강을 회복할 수 있을까?

물론 '그렇다!'라고 말할 수 있다. 암이 너무 늦지 않게 발견되고, 환자가 방사선 치료나 독성 약물에 지나치게 심한 손상을 받지 않았다면 가능하다. 불행하게도 대부분의 암환자들은 암이 너무 많이 진행되어 일반적인 정통 의학으로는 희망이 없다고 포기한 다음에야 레이어트릴 치료를 받기 시작했다. 보통 몇 주 혹은 몇 달밖에 살 수 없다는 진단을 받고 죽음의 문턱에 이르러서 마지막 수단으로 선택하는 것이 비타민 치료다. 그들이 사망하면 (대부분은 사망한다.) 통계학적으로는 레이어트릴 치료의 실패 사례로 기록된다. 하지만 그런 상황에서 살아나는 사람이 있다는 것만으로도 레이어트릴 치료법의 승리라고 볼 수 있다. 결핍성 질환이 그 정도로 진행되었을 때의 신체 손상은 돌이킬 수 없기 때문이다.

예를 들어, 임신한 동물에게 심각한 수준으로 비타민 A가 결핍되면 완전히 시력을 잃은 새끼를 낳는 것으로 알려져 있다. 안와(눈구멍), 망막, 심지어 시신경도 없이 태어난다. 이런 상태에서는 비타민 A를 아무리 많이 섭취한다고 해도 눈이 다시 자라나지 않는다.

마찬가지로 비타민 D 결핍증인 구루병으로 다리가 굽어 버린 아이는 아무리 많은 양의 비타민 D를 투여 받아도 다시는 정상적인 뼈 구조를 되찾을 수 없다.

　암의 경우에는 진행 과정이 다르다. 일반적인 조직이 형성되지 않거나 기형이 되는 것이 아니다. 기존의 조직이 아예 파괴된다. 암 종양이 일반 조직을 침범해서 내장 기관을 사라지게 만들기 때문에 기능을 할 수 없는 것이다.

　총에 맞은 사람은 총알을 제거하더라도 그 상처 때문에 사망할 수 있다. 마찬가지로 비타민 B17을 투여하는 치료가 암의 진행을 막아내더라도 주요 내장 기관에 이미 돌이킬 수 없는 손상을 입었을 때는 사망하게 되는 것이다.

　이런 불리한 조건을 고려했을 때, 레이어트릴 치료로 건강을 되찾은 말기 암환자의 수는 매우 인상적인 수치다. 의학적 기록으로 남아 있는 사례가 수천 건에 달한다. 미국 암학회는 지금껏 레이어트릴 치료로 생명을 구했다는 사람들이 단순히 병을 과장하는 심리적인 문제가 있었던 것뿐이지 처음부터 암환자가 아니었다는 이론을 내세워 왔다. 그러나 기록이 말해 주는 것은 꽤나 다른 이야기다. 다음의 몇 가지 사례를 살펴보도록 하자.

데이빗 에드먼드

　캘리포니아 피놀리Pinole에 사는 데이빗 에드먼드David Edmunds는 1971년 6월에 방광까지 전이된 대장암으로 수술을 받았다. 그러나 절개를 하고 보니 악성 종양이 너무 광범위하게 퍼져서 모두 제거하는 것은 거의 불가능한 상황이었다. 일단 대장을 절단해서 열린 끝을 복부

밖으로 빼내는 항문 성형술로 장폐색을 해결했다. 5개월 뒤 암은 더 악화되었고, 그는 몇 개월밖에 살 수 없다는 시한부 선고를 받았다.

간호사였던 에드먼드는 언젠가 레이어트릴 치료에 대해 들어 본 적이 있었기 때문에, 한번 시도해 보기로 마음먹었다. 6개월 후, 그는 거의 일상생활로 돌아갈 수 있을 정도로 회복되어 의사들을 놀라게 했다.

실험삼아 했던 방광 조직검사 결과는 암 조직이 사라졌다는 것을 보여주었다. 그는 대장을 다시 연결해 달라고 고집해서 병원에 재입원을 하게 되었는데, 수술을 위해 절개한 대장에서는 암세포 비슷한 것조차 발견되지 않았다. 수술진은 대장을 다시 연결하고 나서 회복을 위해 그를 집으로 돌려보냈다. 이런 조건의 환자가 항문 성형술을 되돌리는 수술을 받은 것은 의료 역사상 처음 있는 일이었다.[*]

3년 전, 내가 마지막으로 그와 연락을 취했을 때 에드먼드는 건강하고 활기차게 평범한 삶을 살고 있었다.

조앤 윌킨슨

캘리포니아 월넛크릭Walnut Creek에 거주하는 여섯 아이의 엄마 조앤 윌킨슨Joanne Wilkinson 부인은 1967년에 왼쪽 다리 허벅지 바로 아래에서 종양을 제거하는 수술을 받았다. 4개월 후 암은 재발했고, 근육과 뼈를 제거하는 추가 수술을 받아야 했다.

---

[*] "암의 기적 같은 치료", 마크 트랜트웨인, 버클리 데일리 가젯, 1972년 7월 27일자 참고.

1년 후, 사타구니에서 통증을 동반하는 혹이 나타났고 진물이 흘렀다. 생체 조직검사 결과는 암이 재발했으며, 전이가 진행되고 있다는 것이었다. 그녀의 담당의는 이번 수술에서 다리와 골반 절단이 불가피하며, 방광과 신장 한 쪽을 잘라내야 할지도 모른다고 했다. 먼저 폐를 절개해서 암세포가 발견되는지를 확인하고, 거기까지 전이가 진행됐을 경우에는 생존 가능성이 거의 없기 때문에 절단 수술을 진행하지 않는다는 계획이었다.

윌킨슨 부인은 여동생과 친구의 설득으로 수술 대신 레이어트릴 치료를 시도해 보기로 했다. 담당 의사는 그녀의 결정에 분노했고, 수술을 받지 않으면 12주 이상 살지 못할 것이라고 경고했다. 윌킨슨 부인은 그 후에 일어난 일을 다음과 같이 썼다.

"1968년 11월 16일 토요일이었다. 절대 그날을 잊지 못할 것이다! 내 다리에는 그때까지도 조직검사의 상처가 선명했다. 크렙스 박사[*]는 내게 레이어트릴을 주입했다. 그리고 종양은 즉각 반응했다. 호두 크기였던 혹이 작은 레몬 크기로 엄청나게 부풀어 올랐고, 4~5일간 피가 흘렀다. 나는 5주간 월, 수, 금요일마다 레이어트릴 주사를 맞았고, 그로부터 종양 크기는 줄어들기 시작했다. 5주가 지나자 만져지지 않을 정도로 작아졌다. 첫 월요일에 엑스레이 검사를 했고, 경과를 지켜보기 위해 정기적으로 같은 검사가 있었다. 6개월간 한 번에 10cc, 주 3회 레이어트릴을 주입 받았고, 식단 관리도 병행했다. 유제품, 흰 밀가루, 계란으로 만든 음식은 먹지 않았으며, 흰 살 생선과 닭고기, 칠면조를 먹

---

[*] 그녀는 크렙스 주니어 박사의 형제 바이런 크렙스 박사를 말하는 것이다.

었다. 나는 점점 나아지는 것을 느낄 수 있었다! 1969년 8월, 의사는 주사 치료를 받지 않아도 좋다고 했다. 엑스레이 사진은 깨끗했다. 종양은 줄어들어서 반흔 조직에 감싸져 활동이 중단된 상태였다."*

우리가 윌킨슨 부인과 마지막으로 연락을 취한 것은 그녀의 담당 의사가 수술을 받지 않으면 12주밖에 살 수 없다는 시한부 선고를 내린 후 9년이 지난 시점이었다. 그녀는 건강한 생활을 하고 있었고, 조직검사로 인한 흉터만 남아 가까스로 빠져나온 나쁜 기억을 되새겨 주고 있었다.

조 보텔류

캘리포니아 샌 파블로San Pablo에 사는 조 보텔류Joe Botelho는 요도 절제 수술을 받았고, 그의 담당 의사는 전립선에 있는 종양을 제거하는 추가 수술을 받아야 한다고 진단했다. 그의 생각은 어땠을까?

"나는 종양 제거 수술을 거부했다. 암세포가 퍼지는 결과만 가져올 것이라고 생각했기 때문이다. 담당 의사는 내가 그리 오래 살지 못할 것이라고 경고하면서 코발트 방사선 치료법을 제안했지만, 그것 역시 거부했다. 나는 건강식품 판매점에서 레이어트릴을 사용하는 샌프란시스코의 의사에 관한 이야기를 들은 적이 있었다. 나는 그에게 진료를 받으러 갔고, 그는 내 전립선 종양이 비누만한 크기가 되었다고 했

---

* "레이어트릴-암 치료의 해답인가?", 예방, 1971년 12월, p.172~175 참고.

다. 그리고 몇 달간 4일에 한 번씩 레이어트릴 주사를 맞았다."*

보텔류는 당시 65세였고, 췌장 효소인 트립신을 허비하지 않도록 엄격하게 설계된 식단을 지켰다. 그로부터 3년 후 그를 인터뷰했을 때 종양은 사라진 상태였고, 심지어 머리카락이 다시 검어지기 시작했다고 했다. 원인은 알 수 없지만, 그는 식습관을 개선한 효과 때문일 것으로 추측하고 있다.

앨리샤 버튼즈

유명한 배우이자 희극인인 레드 버튼즈의 아내 앨리샤 버튼즈Alicia Buttons는 레이어트릴 덕분에 생명을 구했다고 주장하는 수천 명의 미국인 중 한 사람이다. 로스앤젤레스의 암 컨벤션에서 레드 버튼즈는 단호하게 말했다.

"레이어트릴은 얼리샤를 암으로부터 구했습니다. 미국에 있는 의사들은 그녀의 삶이 몇 달 남지 않았다고 했습니다. 하지만 그녀는 건강하게 살아 있으며, 여전히 아름답고 생기 있는 아내이자 엄마입니다. 신께 감사하고, 자신의 신념과 과학을 위해 맞서 싸웠던 용기 있고 훌륭한 사람들에게 감사합니다."**

앨리샤는 말기 인후암으로 고통받고 있었고, 기존 의료계에서는 그녀를 포기한 상태였다. 하지만 그녀는 마지막 수단으로 독일 하노버

---

* "레이어트릴-암 치료의 해답인가?", 예방, 1971년 12월, p.172~175 인용.
** "희극인 레드 버튼즈가 '암으로 사망 위기에 있던 아내를 레이어트릴이 구했다'고 밝히다", 내셔널 태틀러(The National Tattler), 1973년 8월 19일, p.5 인용.

에 있는 질버지 병원에서 한스 니퍼 박사로부터 레이어트릴 치료를 받았다. 그로부터 몇 달 후 그녀의 암세포는 완전히 제거되었고, 고통이 사라졌으며, 식욕이 돌아왔다. 그녀는 이전처럼 건강과 체력을 되찾았다. 미국의 의사들은 앨리샤가 놀라울 정도로 회복되었다는 사실은 인정했지만, 단순한 비타민 물질이 그 원인이라는 것은 믿지 못했다. 앨리샤는 23년이 지난 지금까지도 건강하게 살고 있다.

캐롤 벤시우스

캘리포니아 마린 카운티 Marin County의 암환자였던 캐롤 벤시우스 Carol Vencius의 사례는 암이 비타민 결핍증이라는 개념을 받아들이지 않으려는 기존 의료계의 현실을 잘 보여준다. 캐롤은 멕시코 티후아나의 에르네스토 콘트레라스 박사로부터 레이어트릴 치료를 받고 미국으로 돌아왔다. 그녀가 겪은 일은 다음과 같다.

"미국으로 돌아오자 마자 예전에 내 치료를 담당했던 의사를 찾아갔다. 그는 나를 맞이하면서 '그 나라에선 뭘 하던가요? 살구 씨를 으깨서 그걸로 목욕이라도 하라고 권하던가요? 아니면 향이라도 태웠어요?'라고 물었다. '농담은 그만 하죠!'라고 말한 뒤에 (레이어트릴에 관한 정보를 담고 있는) 「마린 대학 타임스」 기사를 읽어 보라고 권했다. 그는 이 문제에 대해서라면 절대로 받아들일 수 없다고 했다. 나 역시 내 주장을 굽히지 않자, 그는 마침내 '캐롤, 당신이 날 도와줄 수 있을지도 모르겠네요. 요즘 불면증이 있는데, 이 기사를 읽으면 잠이 솔솔 오겠어요.'라고 말했다."*

안타까운 일이지만 캐롤과 같은 사례는 드물지 않게 볼 수 있다. 어느 날 문득 늘 아픈 느낌이 든다고 생각한 것이 투병의 시작이었다. 잠을 잘 때는 땀을 심하게 흘렸고, 가려움증과 열, 두통 증상이 나타났다. 병원에서 검사를 받은 결과 그녀는 호지킨병(Hodgkin's disease, 림프종에서 발병하는 암)이라는 진단을 받았다. 그녀의 이야기는 다음과 같이 이어진다.

"그로부터 2~3일 후에 한 친구가 찾아와서 멕시코에 레이어트릴이라는 비타민 치료법이 있다고 했다. 처음에는 너무 무서워서 그의 조언을 받아들이려는 생각을 하지 않았다. 게다가 그 시점에는 담당 의사에 대한 신뢰가 깊었다. …… 그들이 가장 먼저 시도한 것은 코발트 방사선 치료법이었다. 치료를 시작하고 나서 얼마 지나지 않아 담당 의사가 내게 와서 '캐롤, 알겠지만 이 치료를 받으면 불임이 돼요.'라고 말했다. 나는 그런 사실을 몰랐기 때문에 굉장히 화가 났다. …… 그렇게 해서 나는 28세의 나이에 폐경을 맞게 되었다."

다른 부작용으로는 형언할 수 없는 고통, 식욕 감퇴, 일시적인 탈모 증상 등이 있었다. 치료를 시작한지 6개월 만에 폐와 심실에 물이 차오르기 시작했다. 의사들은 피하 주사기로 물을 빼냈지만 계속 차올랐다. 그녀는 가벼운 심장마비까지 겪게 되었다.

6주가 지난 후, 심실에 구멍을 3개 뚫고 나서 의사들은 심막(심실을 둘러싸고 있는 막)을 제거할 것인지에 대해 의견의 일치를 보지 못하고 있었다. 1970년 11월 28일, 마침내 심막 제거 수술이 진행되었다.

7월이 되자 만성 피로, 불면증, 식욕 감퇴가 다시 찾아왔고, 몇 개

---

* "레이어트릴은 효과가 있다", 마린 대학 타임스, 1972년 4월 12일.

월간 그녀의 상태가 계속 악화되자 마침내 약물 치료가 결정되었다.

"처음 약물 주입을 받았을 때는 가벼운 어지럼증이 있었다. 2주 후 두 차례 주사를 더 맞자 급성 어지럼증과 설사가 찾아왔고, 그 다음 주에는 턱에 엄청난 통증이 느껴졌다. 너무 아파서 먹을 수가 없을 정도였다. 그 다음 주에는 편두통이, 그 다음에는 위경련이, 그 다음에는 다리 경련이 찾아왔고, 모든 증상이 4주간 지속되었다. 그러나 4주가 지나고 10일간은 상태가 아주 좋았다. 몇 년 만에 경험한 가장 좋은 느낌이었다. 이러한 반응은 여전히 암이 활성 상태에 있으며, 약물 치료에 효과가 있었다는 반증이라고 했다. 그러나 다시 상태가 악화되면서 통증과 불면증, 피로감, 기타 모든 증상이 다시 찾아왔다. 그때 나는 무슨 일이 있어도 다시는 화학 치료를 받지 않겠다고 결심했다."

이 시점에서 캐롤은 어차피 희망이 없으니 멕시코로 가서 레이어트릴 치료를 시도해 보기로 결정했다. 콘트레라스 박사는 호지킨병은 폐암, 췌장암, 간암, 대장암 등 다른 종류의 암보다 비타민 요법에 대한 반응 속도가 느리지만 시도해 볼 만한 가치가 있다고 했다. 하지만 그녀에게 레이어트릴 요법을 적용한지 3일 만에 통증이 완전히 사라졌다. 그리고 1주일이 지나자 그녀의 몸은 거의 정상 상태로 돌아왔다. 불과 몇 개월 만에 건강을 되찾은 그녀는 비타민 B17의 유지 투여량만으로 충분한 상태까지 회복되었다.

유지 투여량은 중요한 문제다. 사람이 한 번 암에 걸렸다가 회복되고 나면 일반인보다 훨씬 더 많은 양의 비타민 B17이 필요한 것으로 보인다. 암 치료에 레이어트릴을 사용하는 대부분의 의사들은 경험을 통해 회복된 환자들에게 투여하는 레이어트릴의 양을 줄일 수는 있지만, 아예 끊을 수는 없다는 것을 알게 되었다. 대부분의 경우에는 암이 재발할 것이 거의 확실하기 때문이다. 그래서 레이어트릴을 사용하는 의사들은 레이어트릴이 암을 '치유'한다고 말하지 않는다. 그들은 레이어트릴을 계속 사용해야 한다는 것을 의미하는 '통제control'라는 용어가 더 정확하다고 생각한다.

마가렛 데그리오

캘리포니아 시에라 카운티Sierra County 의회 의장의 아내인 마가렛 데그리오Margaret DeGrio의 사례는 레이어트릴 유지 투여가 반드시 필요하다는 사실을 가장 비극적으로 보여준다. 두 차례의 수술을 거치고도 암세포가 계속해서 퍼지자 그녀는 3명의 의사에게 가망이 없다는 말을 들었다. 또한 그들은 현대 의료 과학이 할 수 있는 일은 더 이상 없다고 했다. 그러나 언젠가 레이어트릴에 관한 글을 읽은 적이 있었던 마이크 데그리오는 아내를 멕시코로 데려가 치료받기로 결심했다. 그 뒤의 이야기는 비슷하다. 그녀는 즉시 회복되기 시작했고, 4개월간의 집중 치료를 받은 끝에 가벼운 증상만 남은 채 캘리포니아 북부의 집으로 돌아왔다. 미국 의사들은 종양이 급속도로 사라졌다는 사실은 인정했지만, 그 이유는 설명하지 못했다.

그러나 얼마 지나지 않아 그녀는 심각한 호흡기 감염으로 인한 폐렴 증상 때문에 샌프란시스코의 병원에 입원했다. 3주 이상의 입원 기간 동안, 의사와 병원 측은 캘리포니아의 의료 사기 금지법을 어기는 행위라는 이유로 레이어트릴 유지 투여 주사를 허락하지 않았다. 회복과 치유를 위한 필수 단계에서 유지 투여를 거부당한 것이었다. 데그리오 부인은 1963년 10월 17일 밤에 암으로 사망했다.*

데일 대너

1972년, 캘리포니아 산타 파울라Santa Paula의 의사 데일 대너Dale Danner 박사는 극심한 기침과 함께 오른쪽 다리에서 통증을 느끼기 시작했다. 엑스레이 검사 결과 양쪽 폐 모두에서 상피성 암이, 다리에서는 2차 종양으로 보이는 덩어리가 발견되었다. 수술이 불가능한 상태였고, 방사선 치료에 내성이 있는 종양이었다. 치료는 불가능했고, 죽음을 피할 수 없었다.

대너 박사는 어머니의 고집에 못 이겨 레이어트릴 치료를 시도해 보겠다고 했지만, 효과가 있을 것이라는 기대는 전혀 하지 않았다. 그저 걱정하는 어머니를 기쁘게 하려는 생각으로 멕시코에서 레이어트릴을 대량 투여 받았다. 하지만 이때까지도 그는 의학 저널에서 읽어보았던 것처럼 이것이 의료 사기에 지나지 않는다고 굳게 믿고 있었다. 또한 레이어트릴에 시안화물이 함유되어 있어 '위험할지도 모른다'고 생각했다.

멕시코에서 돌아온 후 몇 주 만에 통증과 기침은 어떤 약물 치료도 소용이 없을 지경까지 악화되었다. 통증을 이기지 못해 손과 무릎으로

---

* "레이어트릴 이야기", 짐 딘·프랭크 마티네스 공저, 산타 아나 소식지(The Santa Ana Register), 1964년 9월. 기존 의료계의 표준 암 치료법의 무의미함과 비극을 잘 그린 책으로는 다음을 참고할 것. 윈 웨스트오버, 그들의 죽음을 보라, 사이언스 프레스 인터내셔널, 1974년.

바닥을 기어 다니며 3일 밤낮 동안 잠을 이루지 못하자, 그는 완전히 절망에 빠졌다. 수면 부족과 약물 과다 투여, 통증 때문에 정신이 혼미한 상태에서 그는 레이어트릴을 떠올리게 되었다. 그는 잠들 수 있기만을 바라며 레이어트릴을 동객에 직접 주입하기 시작했고, 의식을 잃기 전까지 10일에서 20일 분량의 레이어트릴을 한 번에 주입하는 데 성공했다.

그는 36시간 후에 깨어났고, 아직 살아 있다는 사실만으로도 스스로 놀랐다. 뿐만 아니라 통증과 기침도 현저하게 가라앉았다. 식욕이 돌아왔고, 그의 몸은 가장 호전된 상태였다. 그는 내키지 않았지만 레이어트릴이 효과가 있다는 사실을 인정해야 했다. 이후로도 그는 몇 번 더 레이어트릴 치료를 받았고, 투여량을 줄여 가면서 유지 치료를 시작했다. 3개월 후, 그는 일터로 돌아갈 수 있었다.*

윌리엄 사이크스

1975년 가을, 플로리다 탬파Tampa 지역의 윌리엄 사이크스William Sykes는 림프구성 백혈병과 비장·간암 진단을 받았다. 비장을 제거한 후 그의 담당 의사는 기껏해야 몇 개월밖에 살지 못할 것이라고 진단했다.

의사들은 화학 치료를 권장했으나 치료를 위한 것이 아니라 죽음을 몇 개월 미루기 위한 것이었다. 윌리엄은 화학 치료 대신 레이어트릴 치료를 선택했다. 그가 직접 이야기한 것을 소개한다.

"몇 주 후 레이어트릴을 처방하는 의사를 만났을 때, 그는 레이어

* 필자의 인터뷰 녹음에서 확인된 내용.

트릴이 왜 많은 암환자들을 돕고 있는지에 대해 설명했고, 내 경우는 3주간 30cc의 정맥 주사가 필요하다고 했습니다. 그는 효소와 식품 보조제, 지켜야 할 식단표를 주었습니다. 며칠이 지나자 몸이 눈에 띄게 나아졌지만, 세 번째 방문했을 때 의사는 더 이상 치료할 수 없다고 했습니다. 그는 레이어트릴을 계속 사용하면 면허가 취소될 것이라는 경고를 받았다고 합니다. 그는 제 아내에게 레이어트릴 주사 방법을 가르쳤고, 보관하고 있던 레이어트릴을 건네주었습니다. 그러고는 레이어트릴을 추가로 구입할 수 있는 곳을 알려 주었습니다. 그 다음 주부터 의사가 알려 준 프로그램을 실천했고, 상태는 매일 좋아졌습니다. 어느 날 오후, 처음 암 진단을 받았을 때 나를 담당했던 미시건 주 앤 아버 Ann Arbor에 있는 의사가 전화를 걸어 왜 화학 치료를 받으러 오지 않느냐고 물었습니다. 사정을 이야기하자 그는 내가 목숨을 담보로 게임을 하고 있다고 경고했습니다. 결국 나는 설득당해서 앤 아버로 돌아가 화학 치료를 받았습니다. 그런데 상태가 점점 악화되었습니다. 눈에서 열이 났고, 위는 불에 타는 것처럼 고통스러웠습니다. 며칠이 더 지나자 너무 약해진 나는 침대에서 내려올 수조차 없었습니다. …… '화학 치료'는 암보다도 빨리 나를 죽이고 있었습니다! 더 이상은 참을 수가 없어서 화학 치료를 중단하고 다시 레이어트릴과 식단 관리를 시작했습니다. 그러자 빠르게 회복되는 것을 느낄 수 있었습니다. 하지만 이번에는 암세포뿐만 아니라 화학 치료로 인한 부작용까지 이겨내야 했기 때문에 좀 더 오랜 시간이 걸렸습니다. …… 레이어트릴 치료를 시작하고 나서 얼마 지나지 않아 피로감을 느끼지 않게 되었고, 팔굽혀 펴기 등 대부분의 운동을 할 수 있게 되었습니다. 의사에게 몇 개월 살지 못할 것이라는 시한부 선고를 들은 지 20년이 지났고, 지금은 75세의 나이임에도 일주일에 두 번 라켓볼을 칩니다."*

1996년 6월 19일자로 나에게 보낸 편지에서 그의 아내 헤이즐 사이크스는 다음과 같은 말을 전해 주었다.

"윌리엄이 암을 이겨낸 다음, 한 의사가 그를 찾아왔습니다. 유명 병원에서 화학 치료를 담당하던 의학박사였어요. 그의 아내가 암으로 병상에 있었고, 윌리엄이 어떻게 암을 이겨냈는지 알고 싶어 했습니다. 남편 윌리엄이 '화학 치료' 요법을 쓰면 되지 않습니까?'라고 의사에게 묻자, 그가 '내 친구나 가족에게는 절대로 화학 치료를 권하지 않겠습니다.'라고 말하는 겁니다! 그리고 윌리엄을 찾아와 같은 질문을 한 의사는 그 사람 말고도 많았습니다."**

버드 로빈슨

다음 편지는 애리조나 피닉스Phoenix 지역의 버드 로빈슨Bud Robinson에게서 온 것으로, 다른 설명은 필요 없을 듯하다. 수신인은 에른스트 크렙스 주니어 박사다.

> 크렙스 박사님께
> 또 한 번 생일을 맞게 해주셔서 감사합니다(5월 17일).
> 1979년 11월 5일, 제 담당 의사와 다른 비뇨기과 전문의 4명이

---

* '친애하는 친구들'에게 보내는 공개서한, 그리핀의 사적인 편지 모음.
** 필자에게 온 편지, 1996년 6월 19일, 그리핀의 사적인 편지 모음.

전립선암을 이유로 제게 4개월 시한부 선고를 내렸습니다. 의사들이 방사선 치료와 화학 치료 스케줄을 잡았는데, 저는 암으로 죽기 전에 그 치료를 받다 죽을 것이라는 생각이 들어서 거부했었지요.

그리고 나서 그 주 일요일 오후에 당신께 전화해서 간단한 프로그램을 받기로 했습니다.

저는 지금 71세이고, 13년째 생존해 있습니다. 그 당시의 비뇨기과 전문의 4명 중 3명이 전립선암으로 죽었습니다. 그리고 저와 교류하는 40~50명의 암환자들은 매우 건강하게 살아 있습니다. 제 권유로 '크렙스' 프로그램을 실천한 사람들입니다. 제 삶을 돌려 주셔서 다시 한 번 감사합니다.

당신의 친구 '버드 로빈슨'*

위의 글은 1992년에 쓴 편지다. 1996년 6월에 내가 로빈슨에게 연락했을 때, 그는 여전히 건강한 상태였다. 그는 71세가 아닌 75세였고, 그가 회복을 도운 암환자들은 90명으로 늘어나 있었다.

2006년 8월, 한국의 경희대학교 생리학과에서 진행한 연구는 아미그달린이 인간 전립선암 세포의 고사를 초래한다고 결론을 내렸다.** '세포의 고사'란 세포가 저절로 죽는 과정을 의미한다. 레이어트릴은 버드 로빈슨이 경험한 바와 같이 작용한다는 것이 과학적으로 입증된 셈이다. 만약 미국이었다면, 이 보고서는 정통 의학계에 의해 탄압 받

---

* 로빈슨이 크렙스 주니어 박사에게 보낸 편지, 1992년 5월 18일, 그리핀의 사적인 편지 모음.
** "아미그달린은 Bax와 Bel-2 단백질의 발현을 통제함으로써 인간의 DU145와 LNCaP 전립선 암세포의 고사를 초래한다." 장, 신, 양, 이, 김 외, 2006년 8월 29일, PMID:16880611[메드라인의 펍메드 등록 번호]

았을 것이다.

　암 치료에 아미그달린을 사용하는 것은 더 이상 새로운 일이 아니다. 지금까지 기록된 것 중에서 가장 오래된 사례는 1845년의 '파리 메디컬 가젯'이다.* 1842년, 젊은 암환자가 46,000밀리그램(46그램)의 아미그달린을 몇 달에 걸쳐 투여 받았다. 그 당시의 기사에 의하면, 그 기사가 작성된 시점까지 3년 이상 암환자가 살아 있었다고 한다. 몸 전체로 퍼진 말기 암을 치료하기 위해 1834년부터 아미그달린 투여를 받기 시작한 또 다른 여성은 11년이 지난 후인 1845년의 기사가 작성된 시점까지 살아 있었다.

　이 첫 보고서가 작성된 이래로 '수천 건'의 비슷한 사례가 보고되었고 기록으로 남겨졌다. 앞에서 말했지만, 정통 의학계의 대변인들은 레이어트릴이 효과가 있다는 증거는 없다고 권위를 남용하며 공언해 왔다. 그렇기 때문에, 이 같은 사례는 매우 중요하다. 다시 한 번 진실을 말하자면 증거는 도처에 있다.

　이런 증거와 맞닥뜨리면 영양학적 치료에 대한 직업적인 편견에 사로잡힌 의사들은 또 다른 설명을 찾으려고 시도한다. 그들이 가장 애용하는 설명은 이전에 받은 방사선 치료나 약물 치료에 암세포가 뒤늦게 반응했다는 것이다. 그리고 레이어트릴을 제외한 다른 치료를 받은 적이 없는 환자의 사례에서는 처음부터 암환자가 아니었을 것이라고 반박한다. 그러나 이전에 수술이나 조직검사에 의해 암의 존재가 증명되어서 이 설명이 통하지 않는 경우, 그들은 결국 암이 자연 소멸되었다고 주장한다. 즉 외부의 아무런 도움 없이 암세포가 그냥 사라졌다는

---

* 파리 메디컬 가젯(Paris Medical Gazette), 13권, p.577~82 인용.

것이다. 물론 치료 없이도 암세포가 확산을 멈추거나 사라지는 경우가 있는 것은 사실이다.* 하지만 그런 사례는 매우 드물다. 특히 고환 융모상피암과 같은 특정한 암에서는 통계 분석에 사용하지 못할 정도로 희박하다.

1967년 11월 19일, 샌프란시스코에서 있었던 만찬 연설에서 크렙스 주니어 박사는 그와 같은 사례를 소개하면서 다음과 같이 덧붙였다.

"방사선 치료를 받지 않으면 또 하나의 장점이 있겠네요. 이전에 방사선 치료를 받은 적이 없다면, 방사선 치료의 효과가 늦게 나타난 것이라는 상상을 할 수 없을 테니까요. 그렇다면 그들은 '자연 소멸'이라고 우기겠지요. 과학적으로 봅시다. 자연 소멸은 암환자 150,000명당 1명 이하로 나타납니다. 고환 융모상피종 암환자 6명이 연달아 완전히 회복한 사례의 원인이 자연 소멸일 가능성은 내일 해가 뜨지 않을 가능성보다도 낮습니다."**

세월이 흐르면서 레이어트릴의 살아 있는 증거라 할 수 있는 회복한 암환자의 수는 점점 늘어나고 있다. 이러한 결과를 무시하거나 없는 것으로 여기기에는 입증된 증거나 사례가 너무 많다. 만약 암을 치유한 환자들이 모두 자연적으로 회복된 것이라면, 현재 시행되는 모든 암 치료법을 합한 것보다 레이어트릴 치료를 받은 사례에서 자연 회복이 나타나는 경우가 훨씬 더 많다고 하는 것이 온당하다.

---

* 이런 사례에서는 식습관의 변화가 암세포의 소멸과 관련이 있는지를 검토하는 것도 흥미로울 것이다. 개인의 선택 또는 거주지의 변화로 인한 음식의 변화가 패턴으로 나타날 것이라고 추측할 수 있으며, 새로운 식단은 췌장 효소를 적게 요구하고, 자연 상태의 비타민 B17을 많이 섭취하는 것일 가능성이 높다.
** 잭 타르 호텔에서 '암 희생자와 그 친구들의 국제 연합' 미팅에서 행한 연설, 1967년 11월 19일.

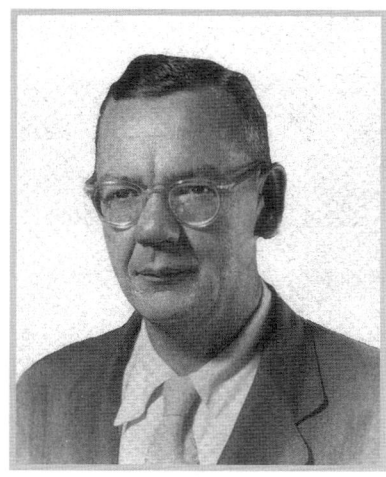
이안 맥도날드 박사(로스앤젤레스 카운티 의료 회보의 사진)

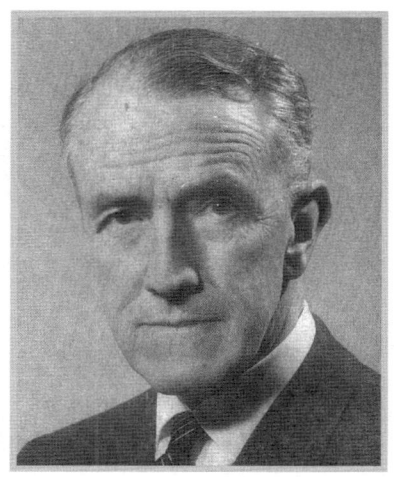
헨리 갈랜드 박사(샌프란시스코 의사협회의 사진)

이안 맥도날드 박사와 헨리 갈랜드 박사는 그 유명한 1953년 캘리포니아 의사협회 보고서의 공동 저자다. 이 보고서는 후에 레이어트릴에 대한 모든 과학적인 반박의 근거가 되었다. 그러나 이 보고서의 결과는 조작되었다는 사실이 밝혀졌다. 두 사람 모두 담배는 폐암과 관련이 없는 무해한 기호품이라고 주장하여 흡연을 옹호했다. 심지어 맥도날드 박사는 "하루 한 갑의 흡연은 폐암을 예방한다!"라고 공식적으로 언급하기도 했다.

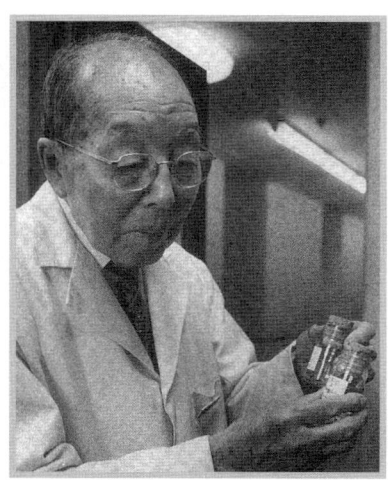
스기우라 가네마츠 박사 Photos ⓒ by Peter Chowka

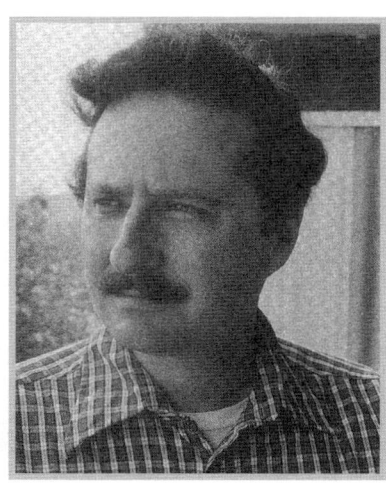
랄프 모스

스기우라 가네마츠 박사는 메모리얼 슬론-케터링 암센터의 선임 연구원이었다. 그는 생쥐를 대상으로 한 실험 결과, 레이어트릴이 지금까지 실험했던 모든 물질 가운데 암을 가장 효과적으로 통제한다고 보고했다. 하지만 이는 그의 상사들에게는 받아들여질 수 없는 결과였다. 혁신의 가능성에 기뻐하기는커녕 그의 상사들은 다른 연구원들에게 스기우라 박사를 모방한 실험으로 그의 실험 결과에 결함이 있음을 증명하도록 요구했다. 그러나 후속 실험의 결과는 스기우라 박사의 결론과 같았다. 그의 상사들은 또 다시 결과를 인정하지 않았으며, 실패하도록 설계된 새로운 실험을 계속 요구했다. 마침내 스기우라 박사의 실험이 잘못되었다는 실패한 실험이 나왔고, 이 실험의 결과가 세상에 공식적으로 알려지게 되었다.
랄프 모스는 레이어트릴 실험 당시 메모리얼 슬론-케터링 암센터의 홍보부 차장이었다. 상사들이 레이어트릴 실험에 관한 왜곡된 정보를 내보내라고 지시하자, 그는 항의의 뜻으로 사직서를 제출하고 그만두었다.

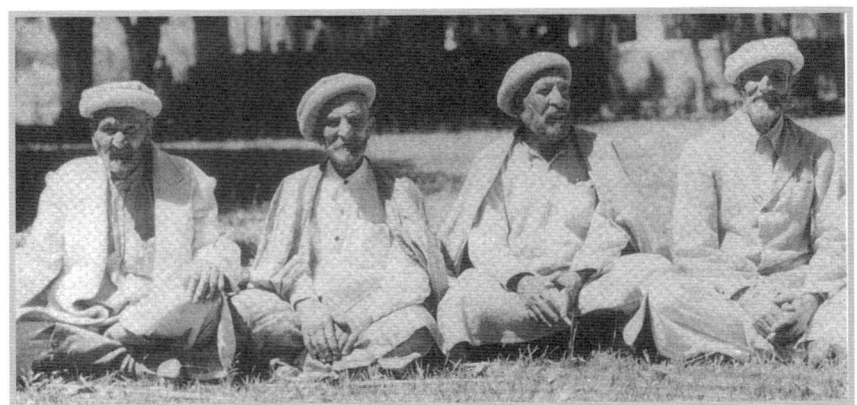

훈자의 노인들. 평균 연령이 90세 이상이다.

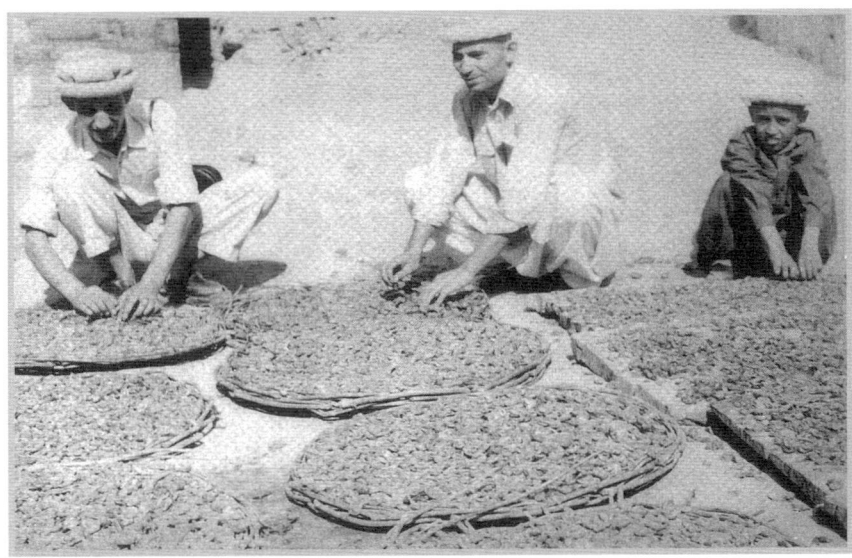

훈자 사람들이 가장 귀하게 여기는 음식은 살구와 그 씨앗이다.

히말라야에 사는 훈자 사람들은 무병장수하는 것으로 유명하다. 훈자 지역에는 암이 없다. 원주민들의 식단은 산업화된 사회의 평균적인 식단과 비교해서 200배나 더 많은 비타민 B17을 함유하고 있다. (사진 제공 : J. 밀턴 호프만 박사)

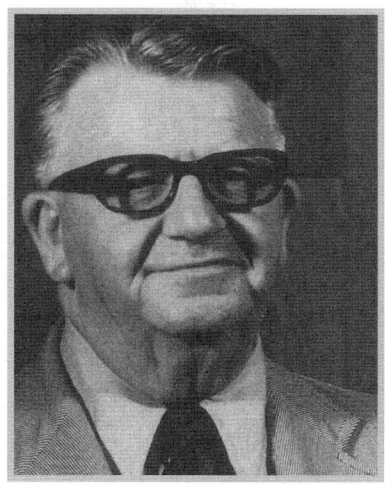

에른스트 T. 크렙스 주니어 박사
그는 암을 비타민 결핍증으로 생각했으며, 레이어트릴 연구에 선도적인 역할을 했던 생화학자였다. 역사는 그를 우리 시대의 루이 파스퇴르와 같은 사람으로 기억할 것이다.

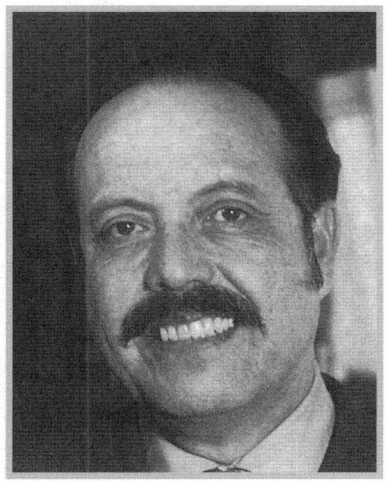

에르네스토 콘트레라스 박사
멕시코의 가장 저명한 의료계 인사 중 한 사람으로, 레이어트릴 치료를 선택적으로 받을 수 있는 전문 병원을 세계 최초로 설립했다.

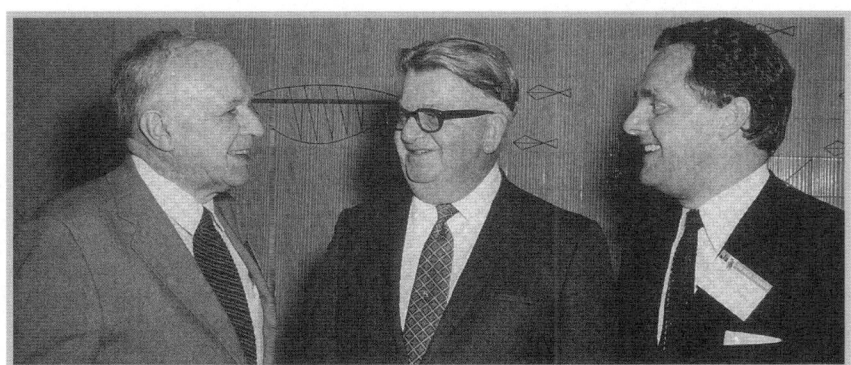

딘 버크 박사, 크렙스 주니어 박사, 한스 니이퍼 박사('암 희생자와 그 친구들의 국제 연합'에 참석했을 당시의 사진)
미국 국립 암연구소 세포화학 분과 과장인 딘 버크 박사(왼쪽), 크렙스 주니어 박사(가운데), 독일 하노버의 유명한 암 전문가 한스 니이퍼 박사(오른쪽)는 크렙스 주니어 박사의 레이어트릴 관련 연구를 지지한 많은 학자들 중에 대표적인 사람들이었다.

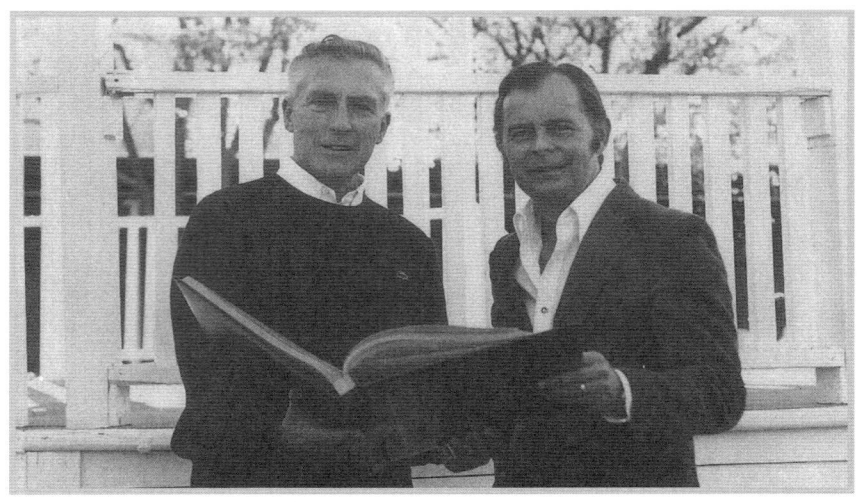

존 A. 리처드슨 박사(왼쪽)가 저자에게 신문 기사 스크랩북을 보여주고 있다. 그는 의사들의 레이어트릴 처방을 금지한 미국 보건 당국의 조치에 맞서 법정 싸움을 벌이고 있었다.

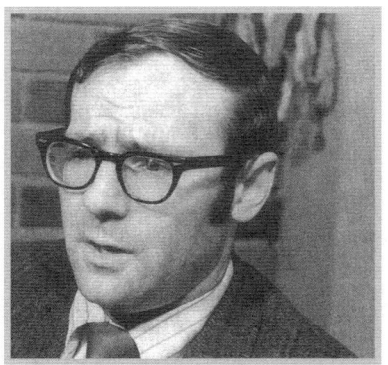

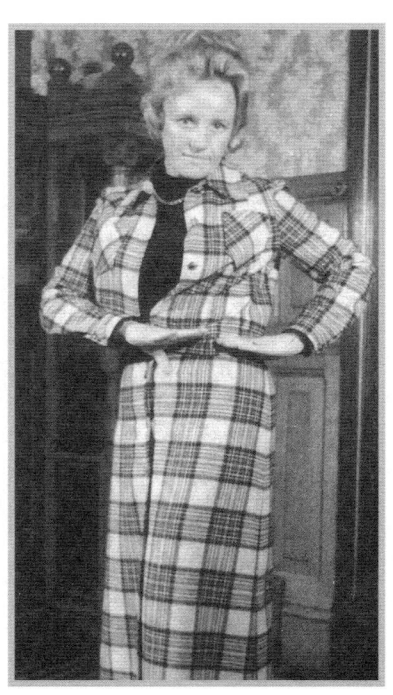

데일 대너 박사 그는 레이어트릴을 신뢰하지 않는 말기 암환자였다. 그는 죽음의 문턱에서 마지막 수단으로 대량의 레이어트릴을 스스로 주입했다. 그 결과 고통에서 벗어날 수 있었으며, 잃어버린 식욕도 되찾았다. 3개월 후, 그는 일터로 돌아갈 만큼 회복되었다.

조앤 윌킨슨(오른쪽) 1967년, 그녀는 다리와 골반, 방광, 신장 한 쪽을 제거해야 한다는 진단을 받았다. 그녀가 수술 대신 레이어트릴 치료를 선택하자 화가 난 담당 의사는 12주 이상 살 수 없을 것이라고 경고했다. 그러나 이 사진은 몇 년 뒤에 찍은 것이며, 그녀는 지금까지도 건강하고 생산적인 삶을 즐기고 있다.

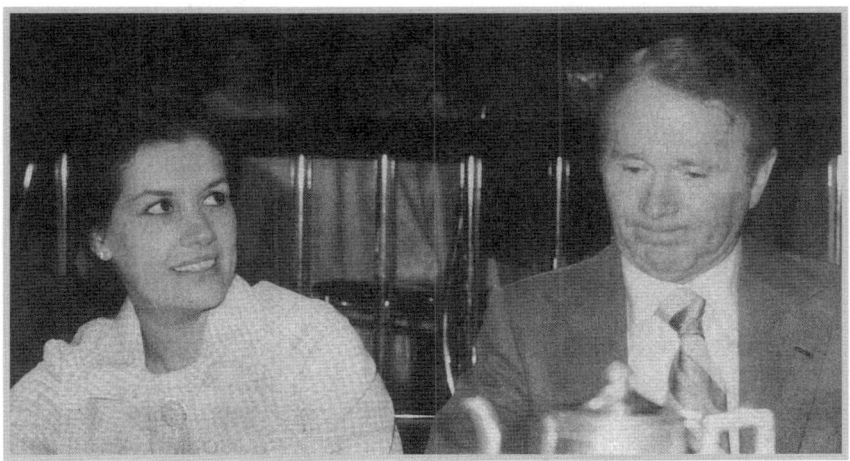

앨리샤 버튼즈 유명 배우이자 희극인이었던 레드 버튼즈의 아내였던 앨리샤 버튼즈는 병원 진단 결과 희망이 없다고 포기한 암환자였다. 그러나 몇 개월간의 레이어트릴 치료를 받은 끝에 암은 완전히 사라졌다. 이 부부는 1973년 로스앤젤레스에서 열린 암 컨벤션에 참가했다. 앨리샤는 23년이 지난 시점까지 건강하게 살고 있었다. * 「태틀러」지에 실린 사진(앨리샤 버튼즈와 레드 버튼즈)

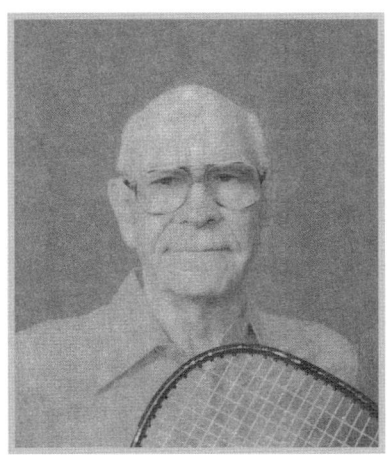

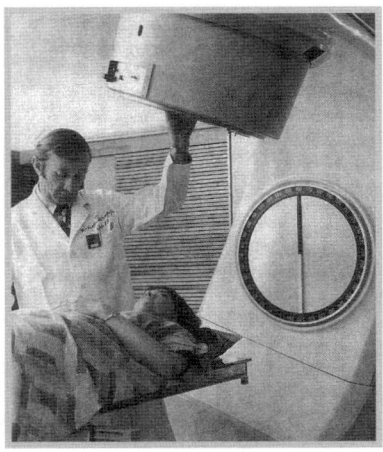

암환자 윌리엄 사이크스는 림프구성 백혈병 4기였고, 비장과 간에 암 종양이 있다는 진단을 받았으며, 병원에서는 그를 포기했다. 그는 화학 치료를 받더라도 수명을 몇 개월 연장할 뿐 그 이상의 효과는 없을 것이라는 의사의 말을 듣고 레이어트릴과 효소 치료를 선택했다. 그로부터 20년이 지나 74세가 된 윌리엄은 1주일에 두 번씩 라켓볼을 칠 정도로 건강한 삶을 살고 있다.

방사선 치료는 암 치료가 아니라 암을 유발하는 것으로 알려져 있다. 암이 아닌 방사선으로 인한 손상 때문에 환자가 사망하는 경우도 많다. 오히려 치료를 받지 않은 환자들은 방사선 치료나 화학 치료를 받은 환자들만큼, 또는 그보다 더 오래 산다. 정통 의학에서는 암을 치료한다는 명목으로 암의 원인이 아닌 증상(종양)을 다룬다.

09
수술과 방사선, 약물 치료의 숨겨진 진실

미국 암학회에서 사람들에게 가장 많이 홍보하는 내용은 조기 진단과 치료가 생존율을 높인다는 것이다. 이 슬로건으로 인해 수백만 명이 '연례 검진'이라 불리는 신비로운 경험을 한다. '확인과 검진'으로 암 산업은 높은 수익을 올린다. 하지만 그에 따른 의학적인 효과는 그들이 하는 광고만큼 검증되지 않았다.

레이어트릴(비타민 B17 추출물) 사용을 지지하는 사람들은 이 세상에 '암 치료법'은 없다고 강조한다. 이들은 결핍성 질병에는 예방과 통제만 필요할 뿐이지 치료법이 있는 게 아니라고 말한다. 그러나 정통 의학의 표준 치료법을 지지하는 사람들은 이런 주장에 반대한다. 암 치료 산업에 종사하는 사람들은 검증된 치료법이 있다고 확고하게 주장한다. 또한 레이어트릴 같은 엉터리 약에 의지하는 환자는 검증된 치료를 제때 받지 못하기 때문에, 암을 치료할 수 있는 귀한 시간을 허비하게 된다고 말한다. 그렇다면, 그들이 주장하는 검증된 치료법은 어떤 것인가? 그것은 바로 수술과 방사선 치료, 그리고 약물 치료다.

다음 글은 암 치료법에 대한 전통적인 관점을 잘 보여주는 로스앤젤레스의 한 지역 신문에 게재된 기사다.

오늘 미국 암학회는 샌프란시스코 지역에 퍼져 있는 돌팔이 치료법에 대해 주의보를 발령했다. 밸리 지역의 교육장인 스탠리 그루쉐스키Stanley Grushesky는 지역 주민들이 지난 몇 주간 검증되지 않은 암 치료법에 현혹되고 있다고 말했다. 그는 또 이렇게 덧붙였다.

"돌팔이 치료법이 순진한 암환자들을 죽이고 있습니다. 암환자들은 가짜 기구와 치료법에 시간을 버리기 때문에, 효과적인 치료를 받을 수 있는 기회와 시간을 놓치게 됩니다. 이로 인해 환자는 위험에 처하게 됩니다."*

이와 비슷한 관점에서 캘리포니아 주정부 공공보건국 소속 랄프 베일러스타인Ralph Weilerstein 박사는 다음과 같이 말했다.

"암 발생 초기에 표준 치료법으로 치료 받지 않고 레이어트릴을 사용하는 것은 매우 위험합니다. 효능이 이미 입증된 현대 의학의 치료 방법인 수술이나 방사선 치료를 받지 않으면, 시간을 지체하게 되어 암세포가 다른 부위로 전이될 수도 있기 때문입니다. 이로 인해 더 이상 암을 치료할 수 없는 상태에 이르게 되는 것입니다."**

공공 도서관의 암 관련 참고 자료 서가에는 미국 암학회에서 제공하는 서표book mark가 있는데, 거기에는 다음과 같은 슬로건을 써 놓았다.

"검증되지 않은 암 치료법에 당신의 생명을 걸지 마세요."

그 뒤에는 이렇게 쓰여 있다.

"검증된 암 치료법에 관해 더 많은 정보를 원하시면 미국 암학회에 전화나 편지를 주세요."

---

* "샌프란시스코 돌팔이 의사를 향한 미국 암학회의 경고", 밸리 뉴스(Valley News), 1972년 12월 10일자.
** 마린 대학 타임스(College of Marin Times), 1972년 4월 26일.

그래서 나는 미국 암학회에 편지를 쓰기로 했다. 이들이 마치 모든 암이 치료될 수 있는 것처럼 검증된 암 치료법이 있다고 확고하게 말하는 것에 대해 놀라움을 표한 내용으로 작성해서 편지를 보냈고, 며칠 후 다음과 같은 답변을 받았다.

> 에드워드 그리핀 씨에게
>
> 문의해 주셔서 감사합니다. 검증된 치료법은 분명 있습니다. 수술과 방사선 치료, 그리고 화학(약물) 치료는 충분히 제 기능을 하고 있습니다."[*]

1996년에 미국 암학회는 수많은 치료법을 발표했다. 그해에 우리는 다음과 같은 내용의 글을 발견했다.

> "오늘날 미국에는 암 병력을 가진 1천만 명의 사람들이 살고 있다. 이 중 7백만 명은 암 판정을 받은 지 5년 이상 되었고, 우리는 이들 중 대부분이 치료되었다고 판단한다."[**]

정통 의학의 표준 치료법에 대한 신뢰가 이 정도로 높다. 이에 우리는 '표준 치료법'이라 불리는 수술, 방사선, 그리고 약물 치료의 결과와 이점을 살펴보려고 한다.

수술은 세 가지 방법 중에 가장 덜 위험하다. 특히 2차 합병증으로부터 보호해야 할 내장 장애 질병에 탁월한 방법이다. 또한 환자들은 종양이 없어진 것을 눈으로 직접 확인할 수 있기 때문에 일시적인 희망을 갖게 되고, 심리적으로 안정감을 갖는다. 수술은 악성 종양이 아닐 경우에만 할 수 있다. 그러나 암세포의 대부분은 종양이기 때문에

---

[*] 1972년 12월 18일 마벨 버넷(Mabel Burnett)이 보낸 편지, 그리핀의 사적인 편지 모음.
[**] 암에 관한 사실과 형태(Cancer Facts & Figures)-1996년, p.1.

수술이 가능한 환자가 많지 않다. 심각한 악성 종양은 수술이 아예 불가능하다.

그런데 수술은 드 가지 문제점을 안고 있다. 종양을 절단하면 그것이 단순히 조직검사를 위한 것일지라도 환자의 상태를 더 악화시킬 수 있다. 먼저, 절단 부위에 외상이 남는다. 이 때문에 영양막세포는 수술 부작용을 겪는다. 또 다른 부작용은 수술로 악성 종양이 모두 제거되지 않을 경우, 제거되지 않은 종양은 수술로 인해 생긴 반흔 조직scar tissue으로 둘러싸인다. 결과적으로 암은 영양막세포를 감시하는 백혈구의 기능에 필수적인 췌장 효소pancreatic enzyme의 지원을 받지 못하게 된다.

수술을 반대하는 가장 큰 이유는 수술을 받은 환자가 받지 않은 환자보다 더 오래 생존한다는 확실한 통계적 증거가 없기 때문이다. 이에 대해 1844년 레로이 데토일리스Leroy d' Etoilles 박사는 통계적 분석에 관해 쓴 책을 프랑스 과학학회French Academy of Science에 발표했다. 이 분석은 현재까지 통틀어 가장 방대하게 연구된 통계 자료다. 이 자료를 보면 30여 년 동안 174명의 의사가 2,781명의 암환자를 진료하였고, 그중 수술 후에 살아남은 환자들의 평균 생존 기간은 1년 5개월 정도였다. 이것은 오늘날과 크게 다르지 않은 수치다.

레로이 데토일리스 박사는 수술 및 커스틱스(caustics, 세포 조직이나 여러 가지 물질을 깎아 내거나 삭게 하는 시술)를 받은 환자와 받지 않은 환자로 구분했다. 그리고 이 조치는 열광적인 지지를 받았다.

"수술이나 커스틱스가 시도해 볼만한 가치가 있는 이유는 이 치료법으로 남자는 2개월, 여자는 6개월 정도 생명을 연장시킬 수 있기 때문이다. 그러나 이것은 암 진단을 받은 후 처음 몇 년 동안에만 가능하다. 이 시기가 지난 후에는 치료를 받지 않은 환자가 치료를 받은 환자에 비해 생명 연장 가능성이 50% 더 높았던 것으로 밝혀졌다."*

최근의 조사에서도 이와 비슷한 결과가 나타났다. 암 수술 시에는 종양만 제거하지 않고 암 조직 전체와 림프선을 제거한다. 때로는 난소도 제거하는데, 암세포가 난소에서 나오는 호르몬에 의해 성장이 촉진되기 때문이다.

1961년, 국립 유방암 임상 연구협회National Surgical Adjuvant Breast Project에서 대규모의 통계 조사가 실시되었다. 7년간 진행된 통계 조사에서 나타난 결과는 확실했다. 수술 부위의 크기에 상관없이 생존율에는 차이가 없었다. 이러한 결과로 정통 의학의 표준 치료법이 그다지 신뢰할 수 있는 치료법이 아니라는 인식이 생겨나기 시작했다. 이 조사는 484개 병원에서 5,000명의 의사를 대상으로 이루어졌지만, 1991년에 이 조사가 잘못된 것이라는 발표가 나왔다. 그 이유는 의사 1명(5,000명 중에서)이 자료를 위조하였고, 2개 병원(484개 병원 중에서)이 더 이상 환자를 실험할 수 없었기 때문이라고 했다.**

그러나 명백한 증거는 결코 숨길 수 없다. 캘리포니아 어바인 의과대학University of California-Irvine College of Medicine에서 1984년부터 1990년까지 비슷한 연구가 이루어졌는데, 다음과 같은 결론을 내렸다.

"유방 보존 수술BSC을 받은 환자와 유방 절제 수술을 받은 환자를

---

* 월터 월쉬(Walter H. Walshe), 해부학·생리학·병리학 그리고 암 치료(티크너출판사, 1844).
** 라빈(Ravin, R. G.) 등, "유방암 예방 절제술의 가치에 대한 의료적 실험의 결과", 수술, 부인과와 산과(Surgery, Gynecology & Obstetrics), 131:1055, 1970년 12월. "작은 부위의 유방암 절제술", 메디컬 트리뷴, 1971년 10월 6일, p.1. "유방암 실험 연구", 사이언스 뉴스, 1994년 4월 30일, p.277, 282, 283, 286.

비교한 결과, 이 둘 사이에 완치율과 생존율에서 차이가 없었다."*

이 결과는 2002년에 이탈리아에서 7년간 진행된 연구 결과에 의해 다시 한 번 확인되었다.**

미국에서 암 분야 통계학의 최고 권위자인 버클리 대학 의료물리학과와 생리학과 교수였던 하딘 존스Hardin B. Jones 박사는 의학 자료를 수년간 분석한 후 미국 암학회에서 다음과 같은 내용을 발표했다.

"수술 치료의 강도와 생존 기간의 연관성은 없는 것으로 밝혀졌습니다. 암세포를 절단하는 치료는 방사선 치료와 림프 드레니지lymphatic drainage를 분해하는 것과 비슷한 생존율을 보였습니다."***

이 자료는 유방암 수술과 관련된 것이지만, 그는 일반적인 수술과 관련지어 다음과 같이 말했다.

"치료를 받지 않은 환자의 수가 치료 받은 환자의 수에 비해 부족한 것이 사실이지만, 놀랍게도 두 그룹의 사망률은 비슷한 것으로 보입니다. 치료를 받는 것과 받지 않는 것에 큰 차이가 없다는 것입니다. 그러나 이 가정은 잘못되었습니다. 암 발생 초기에는 모든 환자들이 치료를 받지 않았고, 시간이 흐르면서 치료를 받는 사람들이 생겨났습니다. 또한 치료를 받은 환자는 질병이 시작되면서부터 치료를 받기까지의 시간이 계속 증가했습니다. 따라서 암 진행 과정이 느려

---

* 애나 리펠드스타인(Anna LeeFeldstein), "유방암 생존과 관련된 치료법의 차이와 다른 예후 요인들: 전달 체계와 의료적 결과", 혼다 안톤-쿨버(Hoda Anton-Culver), 폴 펠드스타인(Paul J. Feldstein), 미국 의사협회 저널, ISSN:0098-7484, 1994년 4월 20일.
** "마지막 단어? 유방암 수술 횟수와 수치가 같은 유방암 생존율", 사이언스 뉴스, 2002년 10월 19일. p.243.
*** 하딘 존스(Hardin B. Jones) 박사, "암에 대한 보고서," 미국 암학회 주최 제11회 과학 저자 학회에서 발표된 논문, 1969년 3월 7일.

지고(자동적으로 생존 기간이 증가함), 시간이 지나면서 치료를 받은 경우에 포함됩니다. 하지만 같은 이유로 치료를 받든 안 받든 상관없이 더 오래 삶을 영위하는 사람들이 있습니다. 그리고 치료를 받지 않은 환자가 오래 생존한 경우, 그 생존율은 '치료를 받은' 쪽보다 '죽을 때까지 치료를 받지 않은' 쪽에 포함되어야 합니다. 이렇게 되면 치료를 받지 않은 환자의 기대 수명은 치료를 받은 환자보다 증가하게 됩니다."

그렇다면 수술 후 5년 이상 생존할 확률은 어느 정도인가? 이것은 몸의 어느 부위에 암이 있었는지, 암의 진행 속도가 어느 정도였는지, 그리고 2차 전이가 발생했는지 여부에 따라 달라진다. 예를 들어, 유방암의 경우는 수술이나 엑스레이 치료를 받은 환자 중 16%가 호전되었다. 폐암의 경우는 수술 후 5년 이상 생존한 환자는 5~10% 정도다.*

그러나 다른 종류의 암, 예를 들어 고환 융모상피종chorionepitheliomas과 비교하면 긍정적인 결과다.

암이 전이되기 시작하면 수술 여부에 상관없이 희망은 더욱 사라진다. 어느 암 전문가는 다음과 같이 직설적으로 말했다.

"절망적인 예후가 예측되는 환자는 암이 전이된 환자다. 그리고 진단 당시에는 암이 전이되지 않았으나 그 후에 암이 전이된 환자도

---

* 존스톤(F. R. C. Johnstone) 박사, "병리학에 기초한 유방암 치료의 결과", 수술, 부인과와 산과(Surgery, Gynecology & Obstetrics), 1972년, p.134~211. 조지 크라일 주니어(George Crile, Jr.) 의학박사, "상담가의 조언", 캘리포니아 메디컬 다이제스트, 1972년 8월, p.839. "폐암 생존율을 높이기 위한 프로젝트", 메디컬 트리뷴(Medical Tribune), 1971년 10월 20일. 프로비던스의 로드아일랜드 병원 종양학과 르위스 레온느(Lewis A. Leone) 박사의 "암에 대한 통제는 아직 성공하지 못했다", LA 헤럴드 이그재미너(L.A. Herald Examiner), 1972년 6월 6일, p.C-12.

마찬가지로 절망적인 예후가 예상된다."*

따라서 엄밀히 말하면 수술 후의 생존율은 최대로 10~15% 정도이다. 또한 암이 다른 곳으로 전이되면 수술로는 치료가 불가능하다. 다른 표준 치료법처럼 수술은 단지 종양만 제거할 뿐, 그 원인을 제거하지 못하기 때문이다.

엑스레이 치료는 수술과 그 원리가 같다. 치료 목적은 수술과 동일하게 종양을 제거하는 것이지만 엑스레이는 종양을 자르지 않고 태워서 없앤다. 그러나 이 방법으로는 암이 아닌 정상 세포도 파괴할 가능성이 있다. 그리고 악성 종양이 심할수록 방사선 치료도 잘 되지 않는다. 만약 악성 종양이 심하지 않다면 엑스레이 치료는 높은 성공률을 자랑하지만, 이런 경우는 거의 없다.

만일 종양이 암세포와 정상 세포에 동시에 붙어 있고 방사선이 암세포보다 정상 세포를 더 많이 파괴한다면, 방사선 치료로 종양의 크기를 줄일 수는 있지만 악성 종양의 비율이 그만큼 늘어나게 된다. 이런 일은 실제로 일어나고 있다. 이러한 메커니즘에 대해 존 리처드슨John Richardson 박사는 다음과 같이 설명했다.

"방사선과 방사선 작용약radiomimetic posion은 만질 수 있고, 측정 가능한 종양의 크기를 줄인다. 이런 방법으로 종양의 75% 이상을 줄일 수 있다. 방사선과 약물은 선택적으로 종양에 작용하기 때문에, 새로 생긴 암세포를 제외한 모든 것을 죽일 수 있다. 예를 들어, 양성 자궁근종benign uterine myoma은 마치 햇볕에 눈이 녹아내리는 것처럼 방

---

* 존스톤(Johnstone), "유방암 치료의 결과", 수술, 부인과와 산과(Surgery, Gynecology & Obstetrics), 1972년 p.134, 211.

사선에 녹는다. 만약 새로 자라난 암세포가 있었다면, 그 신생 세포는 녹지 않고 남는다. 종양의 크기는 90%로 줄어들지만 신생 암세포도 그만큼 증가한다. 경험이 많은 의사들은 이미 알고 있듯이 혹은 적어도 알고 있어야 하듯이 방사선이나 약물은 병변의 종양 크기를 줄여 주지만, 환자의 건강을 회복시켜 주지는 않는다. 그와는 반대로 환자 병변의 악성 종양이 폭발적으로 증가하는 상황에서는 방사선과 약물이 오히려 암의 전이를 확장시키고, 급격한 악화를 초래해 갑자기 죽음에 이르게 한다."*

또한 엑스레이 치료는 수술과 같은 단점을 가지고 있다. 그리고 거기에 한 가지 단점이 더 있다. 엑스레이 치료는 우리 몸 다른 부위에 암을 전이시킬 수 있다! 과도한 방사선 노출은 암을 유발한다. 이 사실은 히로시마 원폭에서 살아남은 사람들에게 암 발생률이 증가했다는 결과가 발표되고 나서 처음 알려졌다. 그 이후, 다른 많은 연구에서도 이 사실이 발견되었다. 예를 들어, 뉴스 중에 '20년 전에 엑스레이 치료를 받은 사람들 주의 요망!' 이라고 보도된 기사 제목을 볼 수 있다.**

간호학 교과서인 「의료 수술 간호학The textbook of Medical Surgical Nursing」에서는 이 부분을 강조한다. 이 책에 나와 있는 내용을 소개하면 다음과 같다.

"우리는 공공보건 영역에서 관심을 가져야 한다. 그동안 적은 양의 방사선에 오랜 기간 동안 노출된 사람들이 아주 많기 때문이다. 예를 들면, 1920년대에는 시계와 시계 지침판에 형광(라듐이 포함된) 페인

---

* 1972년 11월, 관심 있는 의사들에게 쓴 공개편지, 그리핀의 사적인 편지 모음 인용.
** 내셔널 인콰이어러(National Enquirer), 1973년 10월 7일, p.29.

트를 칠했던 여자 공원들이 있었는데, 그로부터 수년 후 라듐에 발암 물질이 있어서 골육종bone sarcomas을 야기한다는 사실이 밝혀졌다. 이와 유사한 사례로 백혈병은 방사선과 의사들에게 자주 발병된다. 또 다른 예로는 적은 양의 방사선에 지속적으로 노출되었을 때 벌어지는 일들을 히로시마 생존자들을 통해서 알 수 있다. 오늘날 방사선으로 인한 가장 심각한 피해는 이전에 방사선 치료를 받았던 부위에 악성 종양이 전이되거나 그 부위에 암세포가 증식했다는 것이다. 이에 관한 증거로 20년 전 방사선에 노출되었던 부위에 피부암, 골육종(뼈암), 폐암이 발병했다는 사례를 들 수 있다. 또 다른 증거로는 어린 시절 흉선(thymus, 흉골의 후방, 심막 및 심장의 대혈관 앞쪽에 있는 림프 기관)에 적은 양의 방사선을 7년 이상 쪼인 환자들에게서 갑상선암이 증가했고, 나이에 상관없이 몸에 방사선을 쪼인 사람들은 백혈병 발병률이 높았다."*

1971년, 버팔로 대학University of Buffalo의 로버트 깁슨Robert W. Gibson 박사 연구팀은 몸의 같은 부위가 주기적으로 방사선에 노출되었을 때, 남자의 경우 백혈병 위험이 최소 60% 이상 증가했다고 발표했다.** 다른 과학자들은 미국인들이 엑스레이에 대한 맹신을 버려야 한다고 주장한다. 심지어 결핵을 진단하기 위한 이동 엑스레이조차 멈추어야 한다고 말한다.*** 하지만 이런 '일상적인' 엑스레이는 오늘날 암환자가

---

* 버너, 에머슨, 퍼르구슨과 도리스 서다스(Bunner, Emerson, Ferguson, and Doris Suddarth), 의료 간호학 교과서(Philadelphia: J.B. Lipincott Co., 1970) 제2판, p.198.
** "다량의 엑스레이 노출이 백혈병 증가를 유발시키는 위험에 대한 연구", 내셔널 인콰이어러, 1971년 12월 5일, p.11.
*** "미국 식품의약국 최고 연구자의 경고: 이동 진료소의 흉부 엑스레이는 위험하기 때문에 중지되어야 한다", 내셔널 인콰이어러, 1972년 9월 10일, p.8.

받는 강한 방사선에 비하면 위험하지 않다.

엑스레이에는 암을 유발하는 두 가지 요소가 있다. 첫째, 엑스레이는 치료 과정에서 영양막세포를 만드는 몸에 해를 입힌다. 둘째, 엑스레이는 최전방에서 암과 싸우는 면역 방어 체계를 구성하는 백혈구의 생성을 약화시키거나 파괴한다.

통계적으로 방사선이 환자의 생명을 연장시키는 데 도움을 준다는 증거는 거의 없다. 미국 국립 유방암 임상 연구협회는 수술 외에도 방사선의 효과를 연구했고, 다음과 같은 결과를 발표했다.

"…… 수술 후에 방사선을 사용하는 것은 환자들에게 큰 도움을 주지 못한다. 수술 후 5년 동안의 생존율 또한 증가하지 않았다."*

1998년 8월, 사이언스 뉴스Science News에서는 30년 동안의 자료를 모아 책을 출간했다. 이 연구에서 방사선이 실제로는 환자들의 생존율을 낮추고 있다고 발표했다.

9건의 연구에서 모은 자료를 살펴보면, 수술 후에 받는 방사선 치료가 실제로는 많은 환자들의 생존 기회를 박탈하고 있다. 특히 처음에 암이 전이되지 않았던 환자의 생존 가능성을 줄인다. 6월 25일, 랭셔Lancer에서는 다음과 같은 발표가 나왔다.

"수술 후 2년간 살아남은 암환자의 비율은 방사선 치료를 받은 경우 48%였고, 수술만 받은 환자는 55%였다."**

이와 같은 당혹스러운 사실은 방사선 전문의의 존재 이유에 대해 의문을 갖게 만든다. 방사선 전문의나 방사선에 관련된 산업, 사용, 혹

---

* 피셔(Fisher, B.) 등, "유방암 수술 후 방사선 치료: NSAP 의학 실험 결과", 수술연보(Annals of Surgery), 1970년 10월, No.4, p.172.
** "폐암 방사선 치료에 대한 의문", 사이언스 뉴스(Science News), 1998년 8월 1일, p.68.

은 수백만 달러의 선형가속 장치 유지에 생업을 걸고 있는 사람들은 이 문제를 제기하지 않을 것이다. 그러므로 엑스레이에 대한 불편한 진실을 3명의 방사선 전문의가 솔직하게 고백했다는 것은 정말 놀라운 일이다. 그들은 워싱턴 의과대학Washington University School of Medicine 방사선 치료학과 책임자인 윌리엄 포워스William Powers 박사와 로체스터 의과대학University of Rochester Medical School 학장인 필립 루빈Philliip Rubin 박사, 그리고 캐나다 토론토에 있는 프린세스 마가렛 병원Princess Margaret Hospital의 베라 피터스Vera Peters 박사다. 파워스 박사는 다음과 같이 말했다.

"비록 수술 전과 수술 후에 방사선 치료가 수십 년간 널리 사용되었지만, 이런 통합적인 치료가 실제적으로 의료적인 효과가 있는지는 증명되지 않았다. 만약 방사선과 치료가 함께 사용되어 완치율이 증가되지 않는다면, 이런 추가적인 치료에 긍정적인 반응을 보이지 않는 환자의 사망률은 결과적으로 늘어나게 된다."*

파워스 박사가 말한 '사망률 증가'는 방사선이 사람들을 더 고통스럽게 만든다는 것이다. 옥스퍼드 대학Oxford University의 연구에서는 방사선 치료를 받은 많은 여성들이 심장마비로 목숨을 잃었다는 것을 발견했다.** 왜냐하면 그들의 심장이 방사선 치료 후에 약해졌기 때문이다. 또한 방사선은 면역 체계를 약화시켜 폐렴과 같은 2차 감염으로부터 생명을 잃게 만든다. 많은 환자들이 암, 좀 더 정확히 말하면 암 치료로 인

---

* 1968년 9월 18~20일, 콜로라도 덴버에서 미국 암학회와 미국 암연구소 주관 하에 열린 제6회 미국 암학회에서 '암 수술 전과 후 방사선 치료'에 대한 강연 인용.
** 리질리 오츠(Ridgely Ochs), 유방암 소식 / 질문과 답변, 뉴스데이(Newsday), 1995년 12월 19일, p.23.

해 심부전증이나 폐렴 혹은 호흡 부전으로 사망에 이른다. 이런 부작용으로 인해 사망한 환자는 암으로 인한 사망률 통계에 포함시키지 않음으로써 정통 의학의 암 치료법이 실패했다는 것을 교묘하게 숨긴다.

솔직히 고백한 3명의 방사선 전문의 중 한 사람인 필립 루빈 박사는 암환자 생존율 통계 자료를 「미국 의사협회 저널Journal of the American Medical Association」에 발표했다. 그리고 다음과 같은 결론을 내렸다.

"수많은 의학적인 증거와 통계 자료를 통해서 우리는 추가적인 방사선 치료가 암환자의 생존율을 높여 주지 않는다는 것을 볼 수 있다."

그리고 피터스 박사는 추가적으로 다음과 같이 설명했다.

"유방암의 경우, 사망률과 발병률이 아직도 같다. 이러한 사실은 지난 30년간 수술법과 방사선 치료가 기술적으로는 발전했지만, 정작 치료에는 성공하지 못했다는 사실을 증명한다."

실제적인 자료에도 불구하고 미국 암학회는 자신들의 통계 자료를 증거로 들어 치료를 받은 환자가 치료 받지 않은 환자보다 생존율이 더 높다고 주장한다. 실제 결과가 이런데 왜 우리는 정통 의학의 암 치료법에 돈을 쓰고 고통을 감내해야 하는 것일까? 미국 암학회는 이러한 노골적인 거짓말을 어떻게 해서 교묘히 모면할 수 있을까?

그들은 정말로 거짓말을 하고 있지 않다. 단지 사실을 조금 왜곡했을 뿐이다. 즉 그들은 통계 자료를 모으고 평가하는 방법을 조절해서 원하는 결과를 얻어냈던 것이다. 하딘 존스Hardin Jones 박사의 말에 따르면 수술, 방사선 치료, 그리고 이 둘을 병행한 치료에 대한 의학적인 평가는 다음과 같다.

"치료를 받지 않은 그룹과 치료를 받은 그룹 간의 생존율이 차이가 나는 이유는 편파적으로 그룹을 분류했기 때문이다. 모든 연구는 그룹

선정 시 환자의 질병이 시작된 시점부터 사망한 시점까지, 아니면 연구가 끝나는 시점까지로 잡는다. 만약 치료를 받지 않은 환자가 연구 중간에 사망하면 그들은 대조 그룹, 즉 치료를 받지 않은 그룹에서 사망자가 발생한 것으로 본다. 그러나 치료를 받은 그룹에서 환자가 사망할 경우에는 치료가 끝나기 전에 사망한 것이므로 통계 자료로 사용되지 않는다. 그 이유는 이런 환자는 '치료를 받지 않은' 환자로 간주되기 때문이다. 치료에는 여러 단계가 있으므로, 치료 중간에 사망하면 치료를 완전히 받지 않은 것으로 본다. 이런 방법으로 인해 일반적인 악성 종양은 치료 여부에 상관없이 사망률이 같다."[*]

이러한 통계적 오류는 중요한 역할을 한다. 이런 오류가 있는 통계 자료를 가지고 미국 암학회에서는 '미국 암학회와 미국 식품의약국에서 승인한 정통 의학의 암 치료법으로 완치된 환자는 150만 명 정도'라고 주장한다.[**] 하지만 우리는 이 주장에 의문을 가질 필요성이 있다.

암에는 여러 종류가 있다. 그중 피부암은 정통 의학의 표준 치료법에 아주 잘 반응한다. 게다가 치료를 받지 않고 없어지기도 한다. 그리고 피부암으로 사망하는 사람은 극히 적다. 이런 환자들을 통계 자료에 포함시키면 그 결과는 크게 달라진다. 예전에는 피부암이 통계에 포함되지 않았다. 왜냐하면 그 시대 사람들은 피부 질환을 병원에서 치료받지 않았기 때문이다. 사람들은 피부 질환에 대해서는 집에서 민간요법으로 치료하는 것을 더 선호했다. 그 이유는 민간요법으로도 병원의 과학적인 치료 방법 못지않게 회복될 수 있었기 때문이다.

---

[*] 하딘 존스(Hardin Jones) 박사, "암 연구 보고서"
[**] 미국 암학회 남부 지역 총책임자 글렌 베이커(Glenn E. Baker)가 켄트(T. G. Kent)에게 보낸 편지, 암 뉴스 저널(Cancer News Journal), 1972년 1월/2월, p.22.

하지만 오늘날에는 의사가 더 많아졌고, 사람들은 전문적인 의료 서비스를 받을 수 있을 만큼 부유해졌다. 오래 전의 치료법은 그 명성을 잃었다. 그리고 피부암은 미국 암학회에서 '주요 암'으로 보고할 만큼 증가했다. 이 때문에 미국 암학회는 완치된 150만 명 속에 피부암 환자를 포함시켰던 것이다.

하딘 존스 박사는 다음과 같이 말했다.

"1940년대 초에 암 관련 용어를 새롭게 정의하면서 다양한 악성 종양이 암 질환에 포함되었다. 그 이후로 '일반적인' 기대 수명을 누리는 완치된 '암환자'가 급격히 증가했다."*

미국 암학회는 오늘날의 암환자들은 정통 의학 치료법의 도움으로 더 오래 생존한다고 주장한다. 그러나 암환자들은 암이 발병한 뒤에 더 오래 사는 것이 아니다. 그들은 암을 진단 받고 나서 더 오래 사는 것이다. 오늘날의 진단 기술은 초기 단계의 암을 발견할 확률이 높다. 따라서 진단을 받은 후와 사망 시점의 사이가 늘어난 것뿐이지 생명이 연장된 것이 아니다.** 이것은 또 다른 통계적 속임수에 불과하다.

엑스레이 치료로 인해, 백혈구 수가 감소해서 다른 질병이나 감염에 민감성을 갖게 된 환자는 암보다 폐렴에 걸려 사망할 가능성이 더 높아진다. 앞에서 이미 언급했듯이 이렇게 사망한 암환자는 통계에 넣지 않는다. 이에 대해 리처드슨Richardson 박사는 이렇게 말했다.

"방사선 치료로 인해 척추에 마비 증상이 생긴 암환자들을 보았다.

---

* 하딘 존스(Hardin B. Jones) 박사, "암 연구 보고서", 미국 암학회 주최 제11회 과학 저자 학회에서 발표된 논문, 1969년 3월 7일.
** 로버트 엔(Robert N.) 감독관, 암 전쟁: 우리가 암에 대해 알고 있는 사실과 모르는 사실에 대한 정치적 영향력, 1995년, p.4.

우리는 방사선 치료로 암을 잡았을지는 몰라도 환자를 걸을 수 없게 만들었다. …… 환자를 죽인 것은 암이 아니라 척추 방사선 치료였다."[*]

한 번 발병한 암이 다른 곳으로 전이되면, 환자가 살아남을 가능성은 거의 없다. 방사선 치료는 싸워서 이겨야 하는 암을 다른 곳으로 전이시킨다.

미국 암학회에서 사람들에게 가장 많이 홍보하는 내용은 조기 진단과 치료가 생존율을 높인다는 것이다. 이 슬로건으로 인해 수백만 명의 사람들이 '연례 준진'이라 불리는 신비로운 경험을 한다. '확인과 검진'으로 암 산업은 높은 수익을 올린다. 하지만 그에 따른 의학적인 효과는 그들이 하는 광고만큼 검증되지 않았다. 하딘 존스 박사는 다음과 같이 강조해서 말한다.

"어느 연구에서도 암의 조기 발견과 치료 생존율의 관계를 밝히지 못했다. …… 신속한 치료와 치료 성공률을 연관시키려고 했던 엄청난 시도는 성공적이지 않았다. 어떤 암은 늦게 발견되었음에도 높은 치료율을 보인다. 예를 들어, 유방암과 자궁경관cervix 같은 몇몇 암은 늦게 발견되었어도 생존율이 높다. …… 악성 종양이 발견된 시기나 치료 기간이 암의 진행 상황을 바꾸지 못한다. 어떤 경우는 치료가 상황을 더 악화시키기도 한다."[**]

암에 대한 이런 관점으로 정통 의학의 치료법을 옹호하는 사람들은 지속적으로 레이어트릴 사용에 대해 경고한다. 레이어트릴로 인해

---

[*] 1972년 12월 2일 존 리처드슨(John Richardson) 박사가 에드워드 그리핀에게 보낸 편지, 그리핀의 사적인 편지 모음.
[**] 하딘 존스(Hardin B. Jones) 박사, "암 연구 보고서", 미국 암학회 주최 제11회 과학 저자 학회에서 발표된 논문, 1969년 3월 7일.

암환자가 적절하고 검증된 치료를 받지 못하게 된다는 이유에서다. 이번 글의 시작 부분에서 언급한 캘리포니아 주정부 공공보건국 소속 랄프 베일러스타인 박사가 한 말이 이런 시각의 전형적인 예다. 하지만 베일러스타인 박사는 두 가지를 간과했다. 첫째, '현대적인 치료법'으로 불리는 수술과 방사선 치료를 받지 않고 레이어트릴 치료만 받는 환자는 거의 없다. 암환자들 중 대부분은 정통 의학의 표준 치료법에 실패를 경험하고 나서 최후의 수단으로 비타민 요법을 선택한다. 따라서 베일러스타인 박사는 빈약한 근거를 가지고 레이어트릴 사용을 반대하고 있는 것이다. 둘째, 이것보다 더 중요한 것은 베일러스타인 박사가 주장하는 표준 치료법이 효과가 없다는 것이다.

레이어트릴 반대자들에 맞서 홀로 싸우고 있는 국립 암연구소의 딘 버크 박사는 지속적으로 이 문제에 대해 의문을 제기했다. 자신의 상사인 프랭크 로셔Frank Rauscher 박사에게 쓴 편지에서 그는 이렇게 말했다.

> "앞서 말한 증거에도 불구하고 미국 암학회, 그리고 국립 암연구소 연구원들은 사람들에게 4개의 암 중 하나가 '치료되었다'거나 '통제되고 있다'고 말한다. 그러나 이 발언을 지탱해 줄 필수적인 통계 자료가 뒷받침된다면 과학적으로도 의미가 있을 것이다. 그리고 기금을 모금하는 데도 더 효과적인 자료가 될 것이다. 암이 통제되고 있다는 주장은 진실을 왜곡한 매우 잘못된 발언이다. 몸 전체에 퍼지는 암이나 전이성 암을 통제할 수 있는 확률은 5년간의 생존율을 보았을 때, 20명 중 1명밖에 되지 않는다."*

---

* 딘 버크(Dean Burk) 박사가 프랭크 로셔(Frank Rauscher) 박사에게 보낸 편지, 그리핀의 사적인 편지 모음, p.3.

어떤 사람은 베일러스타인 박사에게 '캘리포니아 암 자문위원회 California Cancer Advisory Council'에서 인정하는 모든 현대적 치료 방법들을 어느 부위에 적용할 수 있느냐고 물을 수도 있다. 그러나 전이된 암은 형태와 종류에 상관없이 10년 전 키포버 개정안Kefauver Amendment이 발효될 당시부터 '치료 불가능'으로 분류되었다.*

미국 암학회의 통계 자료는 매력적이다. 그들은 암에 관한 많은 도표와 차트들을 지역별, 성별, 나이별 그리고 지리별로 보여준다. 그러나 '검증된 치료'에 관한 실질적인 수치를 살펴보면 의미 있는 것은 하나도 없다. 오직 입증되지 않는 문장만 있을 뿐이다. 예를 들어, 이런 문장을 보자.

"이전에는 5명 중 1명의 환자가 치료되었다면, 오늘날에는 3명 중 1명의 환자가 생명을 구할 수 있다."

이 문장에서 '구하다'는 단어의 정의에 따라 사실이거나 사실이 아닐 수 있다. 우리는 암에 걸린 환자의 수치를 살펴봐야 한다. 왜 그래야 하는가? 아래의 공식적인 설명을 보자.

"통계에서 가장 중요하게 살펴봐야 할 것은 현대 인구의 연령과 크기의 증가이다. 과학은 많은 질병을 정복했고, 그에 따라 미국인의 평균 수명은 늘어났다. 늘어난 수명은 우리가 50년 전보다 암에 걸릴 가능성이 더 높아졌다는 것을 의미한다."

이 모든 말이 일리 있어 보이지만, 우리가 살펴봐야 할 중요한 사실이 있다.

---

* 딘 버크(Dean Burk) 박사가 프랭크 로셔(Frank Rauscher) 박사에게 보낸 편지, 그리핀의 사적인 편지 모음, p.5.

첫 번째로, 인구의 증가는 통계와 상관이 없다. '3명 중 1명' 그리고 '5명 중 1명'이라는 수치는 비율의 문제이지 숫자의 문제가 아니다.

두 번째로, 평균 기대 수명은 1980년과 1996년 사이에 3년이 증가했다. 이 기간에 증가한 기대수명으로는 그 기간 동안 암으로 인한 사망이 급격히 증가한 것을 설명하지 못한다.

세 번째로, 연령이 증가한 것은 통계 요소에 해당하지 않는다. 훈자족Hunzakuts과 압하스족Abkhazians에게는 암이 발병하지 않는다는 사실로 이것을 확실하게 증명할 수 있다.

1986년 5월, 하버드 대학교 공공보건대학 생물통계학과의 존 베일라 3세John C. Bailar, III 박사와 아이오와 대학 의료센터의 일레인 스미스Elaine M. Smith 박사가 쓴 논문이 「뉴잉글랜드 의학 저널The New England Journal of Medicine」에 실렸는데, 그들은 정직하게 다음과 같은 사실을 고백했다.

"암을 통제하기 위한 방법들 중 몇몇은 상당한 진전이 있었다. 그리고 어떤 것은 손실이 있었고, 어떤 것은 작은 변화만 있었다. 이런 치료법을 가지고 누구든 암을 정복했다고 주장한다면, 그것은 앞으로의 암 치료법 발전에 엄청난 재앙을 가져올 것이다. 우리가 말하는 암을 정복하는 데 가장 효과적인 치료법은 미국의 1980년대를 기준으로 한 모든 종류의 암이 포함된 '연령 조정 사망률age-adjusted death rate'을 바탕으로 결정해야 한다. 이 방법은 인구의 크기나 연령의 변화를 제외시키고, 특정 관점을 위한 자료 선택을 방지하며, 최근의 발전된 진단 기술로 인한 진단 시기의 변화를 최소화시켜 암으로 인한 사망률을 직접적으로 측정할 수 있도록 도와준다. …… 지난 수십 년간 '연령 보정 사망률Age-adjusted mortality rate'은 천천히 그리고 지속적으로 증가했다. 그리고 감소의 기미를 보인 적이 없다. 의학적으로 우리가 암과의 전쟁에서 지고 있다. …… 따라서 우리의 결론은 지난 35년간의 암 치료법에 대한 집중적인 노력이 질적으로 실패했다는 것이다."*

이후 후속 논문이 11년 후에 발표되었지만, 베일라 박사는 절망적인 상황은 여전히 나아지지 않았다고 말했다. 그는 "우리는 지난 수십 년간 수십억 달러의 지원을 받아 최고의 과학자들이 함께 노력했지만, 결국 성공하지 못했다."라고 고백했다.**

이것으로 미국 암학회 혹은 이보다 더 상급 기관이 미국인들에게 아주 오래된 방법으로 사탕발린 말만 하고 있다는 것이 입증되었다. 미국 암학회가 통계 자료를 내놓았음에도 불구하고 결국에는 정통 의학의 치료법이 '검증된 암 치료법'이 아니라는 것, 그리고 암 산업에 돈을 끌어다 바치는 정통 의학 치료법을 따르지 않는 환자를 향해 애꿎게 속물적인 경멸만 보내고 있다는 씁쓸한 진실이 밝혀졌다.

---

* "암 치료의 진전 방해?", 뉴잉글랜드 의학 저널(New England Journal of Medicine), 1986년 5월 8일, p.1231.
** "300억 달러가 소요된 '암과의 전쟁'은 실패로 끝났는가?", USA Today, 1997년 5월 29일, p.1.

10
항암제와 약물 치료의 남용

오늘날 암 치료에 사용되는 화학 약품은 암과 암이 아닌 정상 세포를 구분하지 못한다. 화학 약품이 구분할 수 있는 것은 단지 세포가 급속하게 성장하느냐, 아니면 느리게 성장하느냐, 아예 성장하지 않느냐를 구분할 뿐이다. 화학 약품의 공격 대상은 활발하게 증식하는 세포다. 결과적으로 화학 약품을 사용하게 되면 증식하고 있는 암세포뿐만 아니라 비슷한 속도로 성장하고 있는 일반 세포까지 죽이게 된다.

1973년 8월 18일자「LA 타임스Los Angeles Times」에는 다음과 같은 기사가 실렸다.

"레이어트릴로 암 치료 : 지난 수요일, 미국 암학회의 캘리포니아 지부장 헬렌 브라운Helen Brown은 레이어트릴 생산자와 유통업자를 '사기꾼과 돌팔이'라고 지칭했다. 그는 미국 식품의약국이 레이어트릴을 정기적으로 시험한 결과 부정적인 결과가 나왔기 때문에, 암 치료에 사용하는 것을 금지했다고 말했다. 그는 화학 요법으로 치료할 수 있는 암이 10종류가 된다고 주장하면서 레이어트릴을 '새로운 차원의 살인자'라고 지칭했다."

그로부터 한 달이 채 지나지 않아 미국 암학회에서 주최하는 암 간호학회에서 브라운은 단호하게 말했다. "조기에 암이 발견된다면, 현대 의학 치료법으로 모든 종류의 암 중에서 70%를 고칠 수 있다."*

미국 암학회의 대변인은 '검증된 치료법'에 대한 신뢰를 조금도 꺾지 않는다. 그리고 미국 암학회는 약물 치료 지지자들이 내세우는 통계 자료는 눈여겨보는 반면, 그들이 내미는 통계 자료의 진실을 알고 있는 사람들의 주장에 대해서는 눈길조차 보내지 않는다.

우리는 앞에서 정통 의학의 치료법인 수술과 방사선 치료가 얼마나 끔찍한 결과를 가져오는지를 간단하게 살펴보았다. 그러나 '항암제'라 불리는 약은 상황이 더 심각하다. 최근에는 항암제가 암세포에만 작용하는 것이 아니라 몸 전체에 작용하기 때문에 독성이 매우 강하다는 것이 밝혀졌다. 이 약은 악성 종양 세포보다 건강한 세포를 더 많이 죽이는 것으로 밝혀졌다.

모든 물질에는 독성이 있다. 아스피린, 설탕, 레이어트릴, 심지어 물에도 독성이 있다. 하지만 이와 달리 항암제는 과도하게 복용하거나 부작용으로 생기는 부정적인 효과가 아니라 그 주요한 효과 자체가 그렇다. 즉 항암제 자체에 있는 독성은 우리가 원하는 효과를 얻기 위해 그만큼의 대가를 지불할 만한 충분한 가치가 없다.

화학 요법은 세포를 구분해서 어떤 세포에는 독성을 더 강하게 작용하는 특성 때문에 암 치료법으로 선택되었다. 그렇다고 이 약물이 암세포와 암이 아닌 정상 세포를 구분해내는 것은 아니다. 암 치료 약물은 암세포만 골라서 죽이지 않는다.

오늘날 암 치료에 사용되는 화학 약품은 암과 암이 아닌 정상 세포를 구분하지 못한다. 화학 약품이 구분할 수 있는 것은 단지 세포가 급

---

* "생명을 앗아가는 돌팔이 암 치료자", 클라리온 레저(The Clarion Ledger), 1973년 9월 13일.

속하게 성장하느냐, 아니면 느리게 성장하느냐, 아예 성장하지 않느냐를 구분할 뿐이다. 화학 약품의 공격 대상은 활발하게 증식하는 세포다. 결과적으로 화학 약품을 사용하게 되면 증식하고 있는 암세포뿐만 아니라 비슷한 속도로 성장하고 있는 일반 세포까지 죽이게 된다.

이론적으로 암세포가 일반 세포보다 더 빨리 증식하기 때문에 이런 방법으로 암세포만 죽일 수 있다고 하지만, 실제 증식 속도는 크게 다르지 않다. 오히려 암세포는 일반 세포와 같은 속도이거나 혹은 더 느리게 증식한다. 결국 이론적으로도 이 방법이 성공할 가능성은 없다.

화학 약품의 작용 원리는 독을 사용해서 암세포를 없애는 것이다. 따라서 암 치료 약품으로 인한 통증은 암 자체가 주는 것보다 훨씬 더 고통스럽다. 독은 혈구가 증식하는 것을 막고 혈액에 독성을 주입한다. 그리고 위장 기관에 메스꺼움, 설사, 식욕 감퇴, 경련, 점진적 심약 등을 유발한다. 유모세포hair cells는 빠르게 증식하는 세포이기 때문에 치료를 받는 동안 화학 약품의 영향으로 머리카락이 빠진다. 이와 더불어 불임도 유발한다. 뇌는 쉽게 피곤해지고, 시력과 청력이 손상된다. 인지를 담당하는 기능은 치료의 고통을 느끼기 때문에 치료를 지속하는 것보다 암으로 죽는 것을 선택하려고 한다.

화학 치료에 사용되는 항암제를 취급하는 사람에게는 약품에 노출되지 않도록 특별한 주의를 요한다. 화학 치료용 약품 취급 설명서에는 다음과 같은 경고문이 있다.

"세포 독성 약품을 다루는 의료 종사자들에게는 항상 잠재적인 위험이 도사리고 있다. 이 약품을 다루는 사람에게는 다음과 같은 다양한 증상들이 나타난다. 이 약을 주의해서 다루지 않으면 눈과 세포

막의 손상, 피부 가려움증, 어지러움, 메스꺼움, 두통 등이 발생할 수 있다. 또한 이 약품에 지속적으로 노출되면 돌연변이나 기형아를 출산할 수 있다. 항암 치료를 위한 다수의 화학 약품 중 특히 알킬화제 alkylating agents는 발암물질로 알려져 있다."*

 암 치료에 사용되는 화학 약품은 매우 위험하기 때문에, 이런 약을 취급하는 사람들이 지켜야 할 16가지 안전 지침(직업 안전 위생관리국 OSHA에서 규정한)을 두고 있다. 약품 관리자는 약품 취급 시 1회용 마스크와 가운, 고글, 두 겹의 라텍스 장갑을 착용할 것, 이 약품과 함께 사용된 주사 바늘과 다른 기구들은 미국 환경보호청 Environmental Protection Agency의 규정에 따른 '유해 폐기물' 처리 방법으로 처리할 것 등 엄청난 주의를 요한다. 이런 약품이 '암 치료'라는 목적으로 불쌍한 암환자의 혈류에 직접적으로 투입되고 있다!

 암 치료를 위한 대부분의 약품은 방사선 작용 약품으로 분류되어 있다. 이는 암 치료 약품이 방사선과 동일한 효과를 낸다는 의미다. 결론적으로 이런 약품은 암이 다른 부위로 퍼져 나가지 못하게 하는 반면, 우리 몸의 면역 체계를 억제시킨다. 엑스레이는 신체의 일부에 작용하는 반면, 화학 요법은 신체의 모든 부위에 치명적인 작용을 한다. 존 리처드슨 John Richardson 박사는 다음과 같이 말했다.

  "방사선 치료와 약물 치료는 호스트 면역 억제 체계에 깊이 관여하기 때문에 암세포 전이에 대한 민감성을 크게 증진시킨다. 면역적으로나 생리학적으로 이 얼마나 비이성적인 시도인가! 그리고 동시에

---

* 의학박사 롤란드 스킬(Roland T. Skeel)과 의학박사 네일 라샨트(Neil A. Lachant), 화학 약품 암 치료 지침서: 제4판, 1995년, p.677.

'치료'라는 명목 하에 면역 억제 성분을 가지고 있는 방사선, 메토트렉세이트(methotrexate, 백혈병 치료제), 5-FU, 싸이톡신Cytoxin 같은 쓸모없고 위험한 세포 독성 약물을 주입하고 있다. 이런 방법은 잘 알려져 있다시피 장기 이식 거부 현상을 억제하기 위해 사용되고 있다. 이러한 암 치료법은 오히려 신체의 거부 현상을 증가시킨다."*

본래의 치료 목적과는 부합하지 않는 독성이 있는 항암제에 대해 레이어트릴 사용 지지자만 부정적으로 바라보는 것은 아니다. 독성 항암제의 부정적인 측면은 약을 사용하는 사람들에게 조차 널리 알려져 있다. 예를 들어, 오하이오 주립대Ohio State University 산부인과의 존 트렐포드John Trelford 박사는 다음과 같이 말했다.

"부인과 암환자의 기대수명은 아직도 늘어나지 않았다. 블라인드 blind 화학 요법의 문제는 약의 효과가 나타나지 않는 것뿐만 아니라, 약품의 독성으로 인해 암세포에 저항하는 능력마저 떨어뜨린다."**

트렐포드 박사의 이런 주장은 혼자만의 생각이 아니다. 1972년 4월 13일, 국립 암연구소에 기반을 둔 사우던 연구소Southern Research Institute의 연구 보고에서 건강했던 실험실 동물들이 미국 암학회가 암 치료제로 '승인한 대부분의 약' 때문에 오히려 암이 발생했다는 사실을 기록했다!***

---

* 리처드슨(Richardson) 박사, 관심 있는 의사들에게 보내는 편지, 1972년 11월, 그리핀의 사적인 편지 모음.
** "화학 약품 암 치료 결과와 호스트 면역 반응에 대한 연구", 제6회 미국 암학회 저널 인용.
*** 국립 암연구소 연구 계약 PH-43-68-998. 딘 버크(Dean Burk) 박사가 미국 의회 하원의원 류 프레이 주니어(Lou Frey, Jr.)에게 보낸 편지 내용의 일부, 그리핀의 사적인 편지 모음, 1972년 5월 30일, p.5 인용.

딘 버크 박사는 국립 암연구소의 상사인 프랭크 로셔 박사에게 용감한 내용의 편지를 썼다. 그는 편지에서 모두가 암을 유발한다고 믿고 있는 화학 치료용 약품을 지속적으로 환자에게 투여하는 정책에 대해 비난하면서 다음과 같이 썼다.

역설적이게도 미국 식품의약국의 승인을 받은 항암제가 ① 매우 높은 독성을 지닌 것으로 밝혀졌다. 또한 ② 암환자의 병에 대한 저항력을 무너뜨리는 면역 억제력이 있는 것으로 나타났으며, ③ 발암물질을 유발한다. 이와 같은 사실은 국립 암연구소의 여러 연구에서 밝혀졌을 뿐만 아니라, 미국을 비롯한 세계 각국에 알려진 사실이다. 또한 미국 식품의약국에서 승인한 항암 약물 치료가 효과가 있는 것은 사실이지만, 방사선이나 수술 치료에 비해 효과가 크지 않다. …… 3월 19일에 당신이 내게 답변한 내용을 보면 당신은 이미 미국 식품의약국의 승인을 받은 항암제가 독성이 있고, 면역 억제성이 있으며, 발암물질을 유발한다는 사실을 알고 있었다. 그러나 이런 부작용이 있음에도 불구하고 당신은 1972년 5월 5일 백악관에서 항암제의 극히 미미한 효과에만 집중해서 설명했다. "나는 화학 약품을 사용한 암 치료 프로그램이 국립 암연구소에서 진행했던 프로그램 중 최고의 것이었다고 생각합니다." 라고 했던 당신의 말이 나에게는 정말 모순적으로 다가왔다. 아마 누군가는 조용히 당신에게 물을지도 모른다. "진정으로 다른 분야의 프로그램까지 포함해서 최고였다고 생각하는가?" 사실 나는 당신의 의견에 동의하지 않는다. 그리고 항암 효과가 5~10%에 불과한 것을 '최고'라고 여기는 미국 식품의약국, 그리고 이곳에서 승인한 항암제와 그 프로그램에 백기를 들었다. 왜냐하면 이 약품은 지난 30년간의 암 치료 연구를 대변하는 것이기 때문이다."*

화학 약물 치료가 장기간 사용될 수 있을 만큼 가치가 있다는 증거는 아주 미미하다. 아직까지도 계속해서 이 약품을 처방하고 있는 의사가 약품에 대해 부정적인 견해를 피력한 글이 하나 있다. 1968년 9월, 피셔B. Fisher 박사는 「수술 연보Annals of Surgery」에 이런 글을 게재했다.

"항암제의 심각한 독성과 미미한 치료 효과가 밝혀진 지금, 유방암 수술에 사용되는 '5-FU'의 사용은 부적절하다."**

스탠포드 의대 방사선과 부교수인 소울 로젠버그Saul. A. Rosenberg 박사는 다음과 같이 말했다.

"항암제로 인해 많은 환자들이 암을 완화시키는 데 일시적인 도움을 받았다. 하지만 약물에 대해 생긴 내성과 약물 알레르기로 인한 악성 림프종의 재발은 피할 수 없게 되었다. 이 때문에 병이 재발하게 되면 또 다른 종류의 화학 요법을 시행해야 하고, 결국에는 '질병의 진행 과정disease process'을 완전히 통제할 수 없게 된다."***

마요 병원Mayo Clinic의 찰스 모에탈Charles Moertal 박사 역시 이렇게 말했다.

"가장 효과적인 치료 방법인 화학 약품 투여는 위험성과 부작용, 그리고 현실적인 문제투성이다. 또한 이 모든 치료의 비용을 환자가 부담하고 있으며, 일시적인 '종양 억제'라는 아주 작은 보상만 받는다. …… 승인 받은 정통 의학의 치료법은 실패율이 85%나 된다. 하지

---

* 프랭크 로서(Frank Rauscher)에게 보낸 편지, 1973년 4월 20일, 그리핀의 사적인 편지 모음 인용.
** "유방암 수술 후 화학 약물 치료: 10년간의 연구 결과를 바탕으로", 수술 연보(Annals of Surgery), 1968년 9월, No. 3, p. 168.
*** "림프종에 대한 화학 약물 치료 지표", 제6회 미국 암학회 저널.

만 어떤 위암 환자는 아무런 치료를 받지 않아도 아주 오랫동안 생존하기도 한다."*

다음은 라헤이 의료 재단Lahey Clinic Foundation 암 연구센터의 로버트 설리반Robert D. Sullivar 박사의 말이다.

"그동안 새로운 암 질환을 치료하기 위한 항암제 개발 연구가 지속적으로 진행되었다. 하지만 진행 속도는 매우 느릴 뿐만 아니라, 화학 약품을 사용하지 않고 몸에 퍼져 있는 암을 치료할 수 있는 방법은 발견되지 않았다."**

정통 의학의 화학 약물 치료가 ① 독성이 있고, ② 면역 억제성이 있으며, ③ 발암물질을 유발하고, ④ 효과가 크지 않다는 것은 이미 밝혀진 사실이다. 그렇다면, 왜 계속해서 화학 약품을 사용하고 있는가? 그 답은 의사들이 이 방법 외에는 다른 방법을 모르기 때문이다. 환자는 자신의 상태가 완전히 희망이 없을 때, 즉 죽음을 피할 수 없을 때가 되어야 화학 약물로 치료를 받는다. 어떤 의사들은 이런 단계를 '치료'라고 하지 않고 '실험'이라고 부른다. 정말이지 이 말은 화학 치료법에 대해 가장 정직하게 표현한 것이다.

암을 치료할 때 항암제를 사용하는 또 다른 이유는 의사들이 환자에게 희망이 없다고 말하고 싶어 하지 않기 때문이다. 이미 의사는 환자에게 희망이 없다는 것을 알고 있지만, 환자가 그런 소리를 듣고 싶어 하지 않을 뿐더러 포기하지 않고 계속 치료해 줄 다른 의사를 찾아가기 때문이다. 어찌되었든 소용없는 일이지만 환자는 그래도 희망을

---

* 1972년 5월 18일 미국 암연구소 의료센터에서 행한 연설.
** "동맥 주사를 통한 1차, 2차 피부암 치료", 미국 암학회 주관 제6회 미국 암 학술대회에서 발표.

건다. 그래서 의사들은 치료를 계속하기로 결정하고 화학 치료가 안고 있는 문제를 피해 간다.

빅터 리차드Victor Richards 박사는 자신의 책 『다루기 힘든 세포, 암: 그 기원과 종류 및 치료법The Wayward Cell, Cancer: Its Origins, Nature and Treatment』에서 환자에게 화학 약물 치료를 계속함으로써 그가 사망하기 전까지 삶의 의욕을 심어 준다고 말한다. 그러나 이런 이유 외에 다른 이유가 더 있다고 그는 말한다.

> "수많은 부작용에도 불구하고 화학 약물 치료는 아주 중요한 역할을 담당한다. 그 역할은 환자가 적절한 의료적 치료를 받고 있다는 안정감과 절망적인 상태로 인해 의사로부터 버림받았다는 느낌을 갖지 않도록 하는 것이다. 또한 신중한 약물 사용과 잠재적으로 유용한 약물을 구별해 내는 것은 다른 방법으로 암을 치료하려는 돌팔이 치료법으로부터 보호한다."*

하지만 현실은 그렇지 않다. 효과가 전혀 없는 '돌팔이 약'을 사용하느라 구토, 고통, 암 전이 등에 '검증된 치료법'을 저버리는 암환자는 없다.

마지막으로, 정통 의학 치료의 '교육적인 효과'로도 불리는 화학 약물 치료법의 진짜 목표는 심리적으로 암환자들을 안정시켜서 다른 치료를 받지 않도록 하는 것이다. 이것이 바로 '검증된 치료법'에 대한 맹신이 지속되는 이유다. 미국 암학회는 「검증되지 않은 암 치료법Unproven Methods of Cancer Management」이라는 책에서 다음과 같이 주장했다.

> "오늘날 150만 명의 미국인은 제때에 의사를 찾아갔기 때문에 살

---

* 빅터 리차드(Victor Richards), 다루기 힘든 세포, 암: 그 기원과 종류 및 치료법, 1972년, p.215~216.

아남았다. 이 사실은 방사선과 수술이 암 치료에 도움이 되고 있다는 것을 증명한다. 환자가 의심스러운 의사를 만나거나 검증되지 않은 치료법에 노출될 확률이 줄어들기 때문이다."*

암 치료법에 관한 주제에서 암 연구 분야에 관한 주제로 넘어가기 전에 나는 그동안 발견한 것들을 명확하게 정리하려고 한다. 다음은 정통 의학의 암 치료법 네 가지에 관한 설명이니 참고하기 바란다.

수술 : 위험성이 가장 낮음. 때때로 사람을 살리는 미봉책. 방사능 치료나 수술을 받은 환자들이 아무 치료도 받지 않은 환자들보다 더 오래 산다는 어떤 증거도 없음. 암을 다른 부위로 전이시킬 가능성이 증가함. 생식이나 생명 유지에 중요한 기관에 영향을 미치는 암의 경우, 생존율은 10~15%임. 전이가 된 후 생존율은 0%에 가까움.

방사선 : 여러 측면에서 매우 위험. 암을 전이시키고 질병 저항력을 약화시킴. 심부전 등의 심각하고 고통스러운 부작용을 유발함. 방사선 치료를 받은 사람이 받지 않은 사람보다 더 오래 산다는 증거 없음. 전이가 진행된 이후에는 생존율이 0%에 가까움.

화학 약물 요법 : 독성으로 몸의 면역 저항 체계를 약화시키고, 암을 전이시킴. 다른 질병과 감염에 취약함. 이런 부작용으로 사망에 이름. 아주 심각한 부작용이 있음. 이 치료를 받은 사람이 받지 않은 사람보다 평균적으로 더 오래 생존한다는 증거 없음. 전이가 진행된 이후의 생존율은 0%에 가까움.

---

* 검증되지 않은 암 치료법, 1971년, p.139 인용. Unproven Methods of Cancer Management, op. cit., pp. 17~18.

비타민 요법 : 무독성. 식욕 증진, 체중 증가, 저혈압, 헤모글로빈과 적혈구 세포 증가의 부작용이 있음. 진통제 없이 고통을 크게 경감함. 다른 질병에 대한 저항력을 증진시킴. 음식에서 자연스럽게 섭취. 인간의 자연스러운 생물학적인 현상과 동일한 현상이 나타남. 정상 세포에 영양을 공급하는 동시에 암세포만 골라 파괴시킴. 정통 의학 치료법으로 암세포를 잘라내거나 태우고, 독성 주입 치료를 받고 나서 더 이상 희망이 없다고 여겨지는 대부분의 환자들에게 적합. 수많은 환자들이 이 요법으로 장기간 생존율을 보임(15%). 다른 치료를 받지 않고 처음부터 레이어트릴 치료를 받은 환자들은 80% 이상의 장기간 생존율을 보임." ('11. 암 통계 자료의 허점'을 참고)

마지막으로, 암 연구는 암 치료와 마찬가지로 절망적이고 실망스러운 상태에 있다. 최근 대부분의 암 연구 프로젝트는 암이 무엇인지에 대한 연구보다 어떻게 암을 치료할 것인가에 모든 노력을 쏟고 있다. 결과적으로, 오늘날 암 연구의 근본적인 실패 원인은 응용과학이 아니라 기초과학의 부재로 인한 것이다. 1926년 브리태니커 백과사전 13판에서는 암 이론에 대해 다음과 같이 설명하고 있다.

"수많은 가설들이 있지만 그 어떤 것도 확증된 것이 없다. 연구의 대부분은 암의 진행 과정에 대해 밝혀내려고만 할뿐, 암의 근원을 찾으려는 노력은 보이지 않는다."

결국 이 설명은 1926년과 오늘날의 연구가 크게 다르지 않다는 것을 보여준다. 그 결과, 연구자들은 암의 '원인'이 살충제를 뿌린 덜 익은 과일과 채소, 그리고 수많은 보이지 않는 바이러스에 있다고 생각한다. 이들은 암의 진짜 원인이 효소와 비타민 결핍이라는 것을 깨닫지 못한 채 오염된 공기, 살충제, 바이러스 등 수천 가지에 이르는 암의 원인을 제거하려고 노력한다. 이들이 더 많은 '원인'을 찾아낼수록 '암 치료'라는 희망은 멀어져 간다.

계속적인 실패에도 불구하고 여러 매체에서는 거의 매일 우리가 암 정복의 정상에 다다랐다고 주장한다. 1972년 9월 23일 「로스앤젤레스 헤럴드 이그제미너the Los Angeles Herald-Examiner」는 신문의 첫 표제를 두꺼운 글씨체로 이렇게 썼다. "암 치료법 발견!" 그리고 미국 전역에서 가장 유명한 의과대학의 명망 높은 연구자들은 하루가 멀다 하고 TV에 나와 그들의 최근 연구 동향을 이야기하고, 또 그들이 이런 연구로 암 문제를 해결했다고 주장한다. 우리는 지난 수십 년간 계속해서 '위대한 정복의 목전'에 머물러 있다.

그들이 이렇게 주장하는 이유는 연방정부, 비과세 재단, 그리고 미국 암학회로부터 연구비를 지원받고 있기 때문이다. 따라서 그들은 고무적인 연구 성과를 발표하든지, 아니면 연구를 그만두어야 한다. 암 연구 지원금은 매년 수십억 달러에 이르고 있다. 그중 가장 많은 연구비를 받은 사람은 '위대한 정복을 눈앞에 두고 있다!'라고 주장하는 바로 그 사람이다. 암 치료법 발견이 목전에 다다랐다고 말하는데, 그 누가 연구비를 삭감시키려고 하겠는가?

그동안 연구자들은 암이 무엇인지를 이해하려고 하기 보다는 암을 제거하는 물질이나 치료법을 발견하는 데 더 급급했다. 그 이유는 더 강력한 이론일수록 더 많은 연방정부 기금을 받을 수 있는 기회가 생기기 때문이다.

연구 기금의 지원 규모가 매체에 발표되면, 연구자들은 자신의 연구 주제에 관한 내용을 신문의 표제로 장식한다.

"멍게가 실험용 쥐의 암을 억제하는데 도움을 준다"(LA 타임스). "신비로운 암 치료제 개발"(LA 타임스). "말기 암환자를 살리는 쥐약"(내셔널 인콰이어러National Enquirer). "날개 기다리기?(WAITING THE WINGS?, 메니컬 월드 뉴스Medical World News).

마지막 기사 제목은 부연 설명이 필요하다. 이 기사는 다음과 같이 시작한다.

"곤충 합성물은 세포의 성장을 억제시킨다. 애리조나 템피Tempe에 있는 애리조나 대학University of Arizona의 화학자 조지 페팃Goerge R. Pettit은 국립 암연구소에서 지원한 10만 달러의 기금으로 6년간 연구한 결과, 수백만 마리의 나비에서 화학 물질을 추출했다. 나비는 타이완에 사는 500명을 동원해서 채집했다."

그리고 암 치료 연구는 사람이 먹는 자연적인 음식만 제외하고 쥐약, 비행기 연료, 나비 날개, 멍게 등 모든 것을 대상으로 이루어진다. 암 영양막세포 이론이 확고해질수록 전통적인 연구는 유용한 정보를 발견할 수 있다. 다른 말로 하면, 영양막세포 이론에 근거하지 않은 최근의 연구 성과는 과학적 사실로 간주되지 않는다. 예를 들어, 존 비어드John Beard 박사가 100여 년 전에 말한 것처럼, 결핵 예방 백신BCG의 항암 작용 가능성이 백혈구가 암세포에 대항해서 최전방에서 싸우는 모양과 비슷하다는 사실로 학계는 흥분에 휩싸였다.

메모리얼 슬랜-케터링 암센터의 전 책임자인 로버트 굿Robert Good 박사는 미네소타 대학 병리학과 교수로 있을 때, 실험용 쥐의 음식에 단백질 함량을 바꾸면 암세포에 대한 저항력이 증가하는 것을 발견했다. 그는 다음과 같이 말했다.

"이 실험은 인간의 식단이 암 치료에 어떤 역할을 할 수 있다는

의문을 갖게 했다.'*

이 연구는 낮은 함량의 단백질 식사를 하는 호주 원주민이 암에 대해 놀라운 면역력을 가진다는 사실을 관찰하면서부터 시작되었다. 로버트 굿 박사는 올바른 방향을 잡았지만, 안타깝게도 이 길을 선택하지 않았다. 저단백질 식사는 특허를 받을 수 없기 때문이다.

뉴욕에 있는 올버니 의과대학Albany Medical College 병리학과 교수 데이비스J. N. Davis 박사는 최근 몇 년간 아프리카 케냐에서 식도암이 크게 증가했지만, 바로 옆 나라인 우간다에서는 전혀 발생하지 않았다는 사실을 발견했다. 그는 암 치료의 해결 방법 일부를 우연히 발견한 것이다. 또한 그는 결장암과 식단 사이에 모종의 관계가 있다는 것을 발견했다. 그는 '음식이 부족한 가난한 나라에서 식도암이 왜 적게 나타나는가?'에 대한 의문을 갖기 시작했다.

일반적으로 가난한 나라의 정제되지 않은 음식에 니트릴로사이드(Nitriloside, vitamin 17)가 다량 함유되어 있는 것을 보면 답은 분명해진다. 만약 데이비스 박사가 계속해서 올바른 질문을 하고 그 해답을 이곳에서 찾으려고 했다면, 암 치료법을 찾았을 것이다. (하지만 그는 의학계와 싸움을 피하려고 했던 것 같다.)

이와 동시에 데이비스 박사는 두 나라에서 마시는 맥주의 종류가 다르다는 것을 발견했다. 각각의 맥주는 옥수수, 수수, 기장 등의 서로 다른 곡물로 만들어졌는데, 이 곡물에는 비타민 B17이 들어 있다.** 그

---

* "암세포 통제에 관한 단백질 식단 연구", 샌프란시스코 연보(San Francisco Chronicle), 1971년 10월 21일. "미국 대학 외과의사, 새로운 암 연구: 유전자 공급원 오염", 현대 의학 (Modern Medicine), 1971년 11월 29일, p.13.
** "케냐의 후두암 증가에 대한 단서 찾기", 전염성 질병(Infectious Diseases), 1972년 7월 2일.

러나 데이비스 박사의 이론이 비타민이 아니라 맥주에만 초점을 맞추고 있는 한 그는 동료들에게 존경을 계속 받을 것이며, 아마도 계속해서 연구 자금을 받을 수 있을 것이다.

다시 한 번 강조하면, 암의 영양막세포 이론은 자신들이 발견한 사실과 상관없는 연구를 계속하고 있는 독립된 연구자들에 의해 그 실효성을 확인받은 셈이다. 그러나 이들 중 몇몇은 해답을 향한 그림을 잡아 나가기 시작했다. 캘리포니아 주 '콜튼 세계 생명연구소the World Life Research Institute of Colton'의 설립자이자 책임자인 브루스 헐스테드Bruce Halstead 박사는 옛 소련을 여행하면서 그곳의 과학자들이 1960년대부터 무독성의 자연 화합물을 연구해 온 것을 목격했다. 이 연구는 옛 소련이 이 분야에서 미국보다 훨씬 앞선 것이었다. 그는 가시오가피 Eleuterococcus 추출물이 크렙스 주니어 박사가 발견한 판가믹산pangamic acid이나 비타민 B15와 비슷하다고 주장했다.

그러나 헐스테드 박사는 이 화합물과 관련된 실험에 대해 미국 식품의약국의 승인을 받지 못했고, 다음과 같이 말했다.

"나는 할 수 있는 한 최선을 다했지만, 미국 식품의약국의 명확한 규정으로 인해 어떤 제약 회사로부터도 이 연구에 대한 지원을 받지 못했다. 바로 이런 이유가 제약 분야 전체를 갈등으로 몰아넣고 있다."

헐스테드 박사도 암 연구에 대한 올바른 방향을 잡았다. 하지만 이런 이유로 그의 연구는 기존 의료계와 정치권의 강력한 저항에 부딪혔다. 의회가 16억 달러에 이르는 비용을 암 연구에 지원할 것이라고 발표한 직후, 헐스테드 박사는 정부 지원이 아무런 성과도 내지 못할 것이라고 장담했다. 그 이유는 기금을 받은 연구는 자연적인 화합물보다 어딘가 이국적이고 독성이 있는 인위적인 약물을 개발하는 것에만 집중할 것이기 때문이라고 말했다. 그러고는 다음과 같이 덧붙였다.

"암 치료를 위해서는 자연의 생산물을 연구해야 한다고 본다. 언젠가 우리는 어느 지역의 원주민이 암을 치료하는 자연물을 가지고 있고, 그것을 이미 사용하고 있었다는 것을 발견하게 될 것이다. 원주민들은 그 자연물을 암 치료 목적으로 사용하지는 않았을 것이다. 하지만 우리는 그들이 이미 그 자연식품을 사용하고 있었고, 그것 때문에 원주민들에게 암 치료 효과가 있었다는 것을 언젠가는 알게 될 것이다. 우리가 암 치료 연구를 원주민들이 사용하는 자연물에 집중하면, 우리(미국)가 암 연구 분야에서 획기적인 발전을 이룰 것이라고 장담한다."[*]

그러나 암 산업에서는 암 치료에 대해 이런 접근을 시도하지 않는다. 그들은 자연물을 멸시하고, 새롭게 습득한 기술로 인위적인 합성물을 만들어 내는 데 열중하며, 수십억 달러의 세금을 독성 화합물 개발에 쏟아 부을 것이다. 그리고 독성 약품이 매년 개발될 때마다 암환자들은 실험실의 쥐와 같은 실험 대상이 될 것이다.

모든 임상시험이 암을 치료하려는 목적으로 진행되지는 않는다. 실험의 대부분은 치료 가능성이 없는 수많은 환자들을 대상으로 이루어진다. 어쨌든 그 환자들은 현재 살아 있고, 그동안 그들의 몸을 사용하지 못할 이유가 없다는 것이다. 이 말이 너무 심하게 들린다면, 연방정부의 기금을 받아 연구를 진행하고 있는 캔톤스빌Cantonsville에 있는 메릴랜드 정신의학 연구센터Maryland Psychatric Research Center의 예를 살

---

[*] "러시아, 미국 암과의 전쟁 프로젝트", LA 헤럴드 이그제미너(L.A. Herald Examiner), 1972년 2월 20일, p.18.

퍼보자. 이 연구는 체코슬로바키아 출신으로, 환각성 약물 특히 환각제 LSD 사용 전문의이자 정신의학자인 스태니슬라브 그로프Stanislav Grof에 의해 진행되었다.

지금부터 믿기 힘든 이야기를 하고자 한다. 이 이야기는 「워싱턴 포스트Washington Post」의 기자가 연구소를 방문해서 몇 개의 실험 비디오를 관찰한 내용이다. 이 기자는 연구소의 전체 실험 프로그램에 대해 매우 호의적이었고, 가능한 한 긍정적인 관점에서 연구를 관찰하려고 했다. 하지만 이런 편향에도 불구하고 기자는 연구소 직원들이 환자를 실험 대상으로만 여기는 비인간적인 면에 놀라움을 금치 못했다.

어느 날 아침, 환자는 꽃병에 담긴 빨간 장미 한 송이를 받았다. 연구소의 음악 치료사는 환자가 꽃을 선물 받은 좋은 느낌을 한층 고조시키기 위해 비발디, 베토벤, 바흐, 와그너, 사이먼 앤 가펑클, 발리니스 라나자, 멍키 챈트 등의 음악을 선곡했다.

비디오에서 관찰한 일부 내용을 소개한다.

40대 후반의 노동자로 보이는 이 암환자는 임박한 죽음에 대해 절망과 공포심을 느끼고 있었다. 그는 불안한 모습으로 소파에 앉아 그루프 박사와 간호사를 마주보고 이야기하고 있었으며, 답답한 목소리로 말했다.

"너무 아파요. 하지만 절대 울지 않아요. 이건 내가 어떻게 할 수 없는 것이니까요. 죽음이 더 빨리 찾아오거나 더 늦게 올 수도 있다는 것을 인정해야만 하겠지요."

그는 흐느꼈고, 그루프 박사는 그런 그를 위로했다. 곧이어 간호사는 다량의 환각제를 그의 정맥에 투여했다. 그리고 환자에게 효과가 나타날 때까지 10~30분 정도를 기다렸다. 약물 효과가 나타나기 시작할 때, 그는 두려워하면서 반응했다.

"어떻게 해야 할지 모르겠어요."

그는 울먹이기 시작했고, 결국은 구토를 했다. 그루프 박사는 몇 마디 말로 그를 진정시켰고, 스테레오 헤드셋을 그의 귀에 살며시 올려놓았다. 그 환자는 몰몬교회 성가대가 부르는 웅장한 소리의 '주기도문'을 들으며 고통을 극복하고 있었다. 그는 아무런 미동도 없이 누워 있었다. 오랜 시간이 지나고 나서 환자가 말하기 시작했다.

"불이 붙은 죗시를 내려놓는 것처럼, 모든 것이 내 기억 속으로 던져졌어요. 그리고 마침내는 모든 게 파괴되었고, 모든 것이 사라졌어요. 나는 기억하지 못하지만, 누군가가 그것들이 자유로워졌다고 말했어요. 누군가는 자유로워졌지만, 나는 그가 누구인지 모릅니다. 하지만 그는 자유입니다."

그루프 박사는 그 환자에게 자유로워진 사람이 환자 자신이냐고 물었고, 환자는 "네, 맞아요!"라고 대답했다.*

그 다음 날, 환자는 자기가 종교적인 체험을 했다고 믿었다. 그곳의 직원도 함께 기뻐했다. 그 직원이 기뻐한 이유는 자신들이 '환자가 삶의 의미를 찾는 것을 도와주었고, 환자에게 남은 몇 개월의 삶을 온전히 즐길 수 있도록' 도와주었기 때문이라고 했다. 그로부터 나흘이 지나서 환자는 암으로 사망했다.

오늘날의 의료진들이 따르고 있는 미국 식품의약국의 윤리 규정에는 의사가 환자에게 자신들이 실험 대상이 되고 있다는 것을 고지할

---

* "환각제(LSD) 치료: 의학 분야의 조용한 혁명", L.A. 타임스(L.A. Times), 1972년 12월 15일, VII, p.10~11.

의무가 없다. 이런 사실은 매우 충격적이지 않을 수 없다. 이것은 실험이 진행되고 있는 약을 투약 받고 있는 환자뿐만 아니라, 치료에 전혀 도움을 주지 않는 가짜 약을 받고 있는 비교 대상 그룹에 있는 환자들에게도 매우 불행한 일이다.

의학 윤리 전문가 로버트 비치Robert N. Veatch는 1973년에 미국 의회 상원의 건강분과위원회Senate Health Subcommittee에서 이렇게 말했다.

"이와 같은 사실은 전형적인 연구 사례 하나만 보더라도 알 수 있다. 천식을 앓고 있는 아이들 중 91명이 실험 대상 그룹이었고, 그들은 효과가 없는 치료를 14년 동안이나 받았다. 하지만 어떤 엄마나 아이도 자신이 이런 연구에 참여하고 있었다는 사실을 알지 못했다.[*] 1970년에는 자신이 실험에 이용되고 있다는 사실을 알지도 못했고, 동의하지도 않았던 암환자가 10만 명에 달했다."[**] 1966년 10월 5일, 연방의회 상원 분과위원회 의장에게 보고된 보고서에서 마일즈 로빈슨Miles H. Robinson 박사는 다음과 같이 말했다.

> "국립 암연구소의 '화학 요법 치료 보고서Cancer Chemotherapy Reports'에 의하면, 수많은 암환자들이 삶에 대한 희망을 품고 있었지만, 자신도 모르게 이런 실험에 이용되어 결국에는 사망했다. 전체 사망자 수와 질병자 수를 측정하기는 어렵다. 그 이유는 (그 학술지의 편집자에 따르면) '가장 좋은' 실험만 발표되기 때문이다."[***]

---

[*] "비윤리적인 실험", 예방(Prevention), 1973년 7월, p.97.
[**] 오마 V. 개리슨(Omar V. Garrison), The Dictocrats(Chicago, London, Melbourne: Books for Today, Ltd., 1970년), p.271.
[***] 오마 V. 개리슨(Omar V. Garrison), The Dictocrats(Chicago, London, Melbourne: Books for Today, Ltd., 1970년), p.273.

아래 내용은 '가장 좋은' 공식적인 화학 요법 보고서의 일부분이다.

"이 실험에서 예측되는 독성을 잘 견뎌낼 수 있는 환자들을 선택하려고 노력했다. 예상치 못하게 처음 치료 받았던 5명의 환자 중 2명이 날마다 체중이 줄어들면서 일찍 사망했다. 이 환자는 치료 기간에 상관없이 항암 치료의 분명한 효과를 보지 못했다. 이 실험에서 8명의 환자(아이들) 중 6명이 사망했다. 어떤 치료 효과도 관찰되지 않았다. 독성 물질 때문에 구토, 저혈압, 구강 점액 세포막 변화, 설사 순으로 빈번하게 부작용이 발생했다. 이 약을 투여 받는 동안 사망한 환자 6명을 부검한 결과 모두 신장 손상과 뇌수종이 관찰되었다. …… 사망자 중 2명은 약의 독성에 의해 사망한 것으로 밝혀졌다. 치료 초기에 살아남은 14명 중 8명의 환자는 급격한 상태 악화를 보였고, 치료가 시작되고 10주 안에 모두 사망했다. 우리 소견으로는 약의 독성이 환자의 급작스러운 사망을 유발한 것으로 보인다. …… 위스콘신 연구원들에 의해 투입된 적정 복용량은 심각한 독성을 유발하여 40명의 환자들이 초기 약물 치료를 받은 지 5일 만에 사망했다. 그 결과 동부 실험 그룹의 조사관들은 각 실험 단계에서 다섯 번째 적정 복용량을 생략하기로 합의했다."[*]

이와 같은 수많은 실험들은 약품이 암에 대항해 얼마나 효과가 있는지를 관찰하는 것이 아니라, 환자가 그 약물의 독성으로 인해 통증을 느끼기 시작할 때까지 약품을 얼마나 투약 받을 수 있는지 만을 확인한 꼴이었다.

---

[*] 오마 V. 개리슨(Omar V. Garrison), The Dictocrats(Chicago, London, Melbourne: Books for Today, Ltd., 1970년), pp. 272~274.

'과학'이라는 이름 아래 의심 없는 순진한 희생자들이 당한 합법적인 고문과 살인이 얼마나 자행되었는지 일반인들은 가늠하기 어렵다. 그리고 많은 환자들이 의사의 진료에 대해 아무런 의심과 저항 없이 모든 것을 받아들인다는 사실은 슬픈 이야기가 아닐 수 없다. 미국 식품의약국이 이렇게 명백한 살인 약품의 사용을 권장했다. 동시에 화학 약품에 비하면 독성이 1,000분의 1에 불과한 것으로 알려진 레이어트릴 사용 실험을 안전성이 검증되지 않았다는 이상한 이유로 의사들이 사용할 수 없도록 금지시켰다. 이는 암환자들에게 상처를 주는 것도 모자라 모욕을 안겨 주는 꼴이다.

미국 식품의약국의 승인을 받은 그 어떤 항암제도 안전성이 검증된 것은 없다. 오히려 그중 대부분은 정반대로 아주 위험한 약으로 증명되었다. 그러나 미국 암학회는 뻔뻔하게도 레이어트릴의 사용을 '새로운 차원의 살인'이라고 규정했다. 현실에서는 효과와 안전성이 검증되지 않은 그들의 약품이 혹평을 받아야 함에도 불구하고 말이다.

11
암 통계 자료의 허점

합의된 약물이든 아니든, 통계 자료가 있든 없든 암은 정통 의학의 약물로는 치료할 수도 없고, 완치가 되었다고 할 수도 없는 질병이다. 수백억 달러와 수백만 시간을 투자해서 암을 치료할 단서를 찾고 있지만, 암으로 인한 사망률은 매년 빠르게 증가하고 있다. 이에 대한 해답을 찾는데 실패한 사람들이 다른 대안을 찾으려는 사람들을 비난하고 위협하는 것은 모순된 행동이 아닐 수 없다

미국 암학회와 국립 암연구소의 기금 중 상당 부분은 통계 자료를 수집하는 데 사용된다. 매년 수천 명의 의사와 병원을 조사해서 지역, 나이, 성별, 장소, 종양의 크기, 치료 종류, 생존 기간 등의 자료를 샅샅이 찾아낸다. 이 엄청난 과업을 수행하기 위해 수많은 시간과 수백억 달러의 돈을 소비한다. 마치 전쟁터에서 전사자 수를 집계하는 것처럼 암을 정복하는 데도 통계를 내는 것이 필수적이라고 생각하여 암 관련 자료를 모은다. 하지단 전문가들은 어떤 사람이 암에 걸렸는지는 알지만, 어떻게 치료해야 하는지는 모른다.

통계에 집착하는 정통 의학 치료법 지지자들과 달리 레이어트릴(비타민 B17 추출물) 치료법 지지자들은 통계를 내는 것에 관심이 없다. 이런 행동은 얼핏 보기에 레이어트릴 치료법에 대해 자신이 없거나 레

이어트릴 치료법의 효과를 입증할 수 있는 확실한 증거가 없기 때문인 것처럼 보인다. 하지만 이들이 통계를 꺼릴 수밖에 없는 데는 그럴만한 이유가 있다.

첫째로, 의미 있는 통계 자료를 얻기 위해서는 비교할 수 있는 대상 그룹이 있어야 한다. 즉 레이어트릴 치료를 지지하는 의사가 통계를 내려면, 아무런 치료도 받지 않은 암환자와 정통 의학의 치료만 받은 환자가 있어야 한다. 하지만 이 방법은 의사가 살인을 하는 것과 마찬가지이기 때문에, 비교 대상 그룹을 만들 수가 없다. 레이어트릴 치료를 받으러 오는 환자들은 정통 의학의 치료를 모두 받고 나서 마지막 희망을 걸고 온 환자들이기 때문에, 레이어트릴 치료법을 지지하는 의사들은 정통 의학의 치료법이 환자들에게 얼마나 큰 고통을 주었는지를 직접 목격했다. 이런 의사들에게 통계 자료를 만들기 위해 자신의 환자 몇 사람에게 정통 의학의 치료를 계속 받게 하는 것은 마치 시뻘겋게 달아오른 부지깽이를 살에 갖다 대고 이것이 살을 태우는 고통을 주는 원인인지 알아보라는 것과 같다.

그리고 이런 이유로 비교 대상 그룹을 설정하지 않으면, 레이어트릴 치료를 받은 환자가 완치되었을 때 완치 원인을 레이어트릴 치료가 아닌 다른 원인들, 예를 들어 '자연 치유'나 '정통 의학 치료법의 반응이 나중에 나타난 것'이라고 주장할 가능성이 있다.

두 번째 이유는 설령 비교 대상 그룹이 있더라도 통계 자료가 과연 의미 있는 결과인지에 대한 확신이 없다. 여기에는 수많은 변수가 있는데 암의 위치, 전이된 정도, 식습관, 유전적 요인, 감정 상태, 나이, 성, 일반적인 건강, 병력, 환경 등의 요인이 있기 때문이다. 이런 변수들이 통계 자료를 무의미하게 만드는 원인이다.

레이어트릴 치료법 지지자가 이 치료법에 대한 통계 자료를 제공하려고 하면, 정통 의학 치료법 지지자는 이 자료에 적절한 비교 대상 그룹이 없다는 이유로 무시하거나 그 결과가 다른 요인에 의해 설명될 수 있다고 주장하기도 하고, 후속 기록이 적절하지 않다고 주장한다. 그러나 이들이 짚은 이 약점은 정통 의학 치료의 통계 자료에도 똑같이 적용된다. 이런 관점의 차이는 정통 의학 치료법에 관한 연구는 정확하다고 여기고, 거의 이의를 제기하지 않는 데서 나타난다.

앞에서 언급된 많은 변수들 때문에, 암 분야의 통계 자료보다 더 복잡하고 무의미한 통계 자료는 없다. 사실, 병리학자들 사이에서도 어떤 세포가 암인지 아닌지에 대한 합의가 없다. 일반적으로 레이어트릴 치료법 지지자들만 이런 문제점을 정확하게 인지하고 있기 때문에, 이들은 구체적인 수치나 비율을 말하기 꺼려하는 것이다. 예를 들어, 크렙스 주니어 박사는 통계 자료의 인용을 거부한다. 이유는 그 자료가 과학적인 관점에서 의미가 없고, 그의 이론을 정확하게 증명하지 못하기 때문이다.

그는 숫자에 의존하는 사람은 과학적인 개념에 대한 이해가 적은 것이라고 말한다. 이것은 마치 사람들이 살 수 있는 것은 숨을 쉬고 있기 때문이라는 주장을 뒷받침하기 위해 사람들의 역사를 수집해 산소의 가치를 증명하려는 것과 같다. 물론 산소는 사람들을 살리지만, 이 사실을 믿지 않는 사람들은 100여 개의 다른 가능한 설명들을 찾아내어 산소를 제외하고 다른 것이 생명 유지에 필요하다고 설명할 것이다.

또한 리처드슨 박사는 통계 자료 사용을 강력하게 반대하면서 다음과 같이 말했다.

"암은 비타민과 효소의 결핍으로 발생하는 질병이다. 예방을 통해 100% 치료가 가능하다고 말할 때 5년간의 생존을 '완치'라고 판단하면 안 된다는 것이다. 사람들을 방사선으로 죽게 만들 때 '방사선으로 인한 사망'이라고 말해야지 '암으로 인한 사망'이라고 말해서는 안 된다. 이런 거짓되고 오류투성이인 자료를 사용하지 말아야 하는 데는 몇 가지 이유가 있다. 첫째, 그 기준이 비타민 결핍 질병에 적용되지 않는다. 둘째, B17이 승인되고 나면 …… 우리가 얼마나 수준이 낮은 자료를 사용해 왔는지 알게 될 것이다. 레이어트릴 치료를 받아들인 후에 우리는 우리가 한 일이 물과 철의 관계처럼 전혀 다른 물질을 어설프기 짝이 없는 동일한 기구로 잰 것과 같았다는 사실을 깨닫게 될 것이다."*

레이어트릴 치료 지지자들이 통계 사용을 꺼리는 이유는 과학의 객관성을 존중하기 때문이다. 통계에 여러 가지 문제가 있음에도 많은 사람들이 통계적 비교를 하자고 주장한다. 반면에 소수의 사람들만이 통계의 문제점을 깊이 이해해서 왜 통계적인 비교를 하면 안 되는지를 연구한다. 정통 의학 치료법을 지지하는 의사들은 자신들만의 수많은 통계 차트와 도표의 결과로 사람들의 지지를 쉽게 얻어내는 반면, 레이어트릴 치료법을 지지하는 의사들은 돌팔이, 사기꾼, 살인자로 모욕을 당한다.

서로 간에 정직하게 경주를 해보자. 통계 자료를 들이밀어 방어하려 하지 말고, 그 자료가 우리에게 무엇을 말하고 있는지를 객관적으로 보자. 우리는 암에 관한 모든 통계 자료를 의구심을 가지고 바라봐야

---

* 1972년 12월 2일 존 리처드슨(John Richardson) 박사가 에드워드 그리핀에게 보낸 편지, 그리핀의 사적인 편지 모음.

한다는 것을 인지하자. 그리고 레이어트릴 치료 의사들도 자신들을 비판하는 사람들이 사용하고 있는 권리를 똑같이 사용하자.

미국 암학회는 현재 상태로 나아가면, 세 가족 중 두 가족이 암으로 고통 받을 것이라고 발표했다. 인간의 사망 원인 다섯 가지 중 하나가 암이다. 다섯 사람이 암에 걸리면 두 사람은 살아남지만 세 사람은 사망할 것이다.[*]

그러므로 5명 중 2명이 미국 암학회에서 말하는 '완치율'이며, 대략 40% 정도 된다. 이 결과는 가장 희망적인 모습이다. 이미 앞에서도 언급했듯이 레이어트릴 치료를 반대하는 이들은 통계 자료에 생명을 위협하지 않는 피부암을 포함시켰고, 치료 받는 과정에서 사망한 환자들이 상당히 많음에도 불구하고 그 수치는 포함시키지 않았다. 그리고 암 치료로 인한 합병증(심부전증이나 폐렴 등)으로 사망한 사람들도 포함시키지 않았다.

이제 암환자를 세 가지 유형으로 분류해 보자.

첫째 _ 전이 혹은 말기terminal 암이 두 군데 이상 멀리 퍼져 있는 환자, 수술·방사선·약물 치료에 반응하지 않는 환자, 의사로부터 희망이 없다는 소견을 들은 환자.

둘째 _ 초기primary 암이 한 군데로 한정되어 있거나 몇몇 인근 림프절에만 보이는 환자, 전이가 되기 전에 발견되었거나 정통 의학의 치료로 통제가 가능한 환자, 암이 한정되고 느린 진행을 보이고 있어 치료의 희망이 있는 환자, 피부암은 여기에 해당하지 않음.

셋째 _ 어느 정도 건강을 유지하고 있고, 암이나 다른 질병의 증상을 보이지 않는 사람.

---

[*] '암에 대한 사실과 특징(Cancer Facts and Figures)', 미국 암학회, 1996, p.1. 캘리포니아 암에 대한 사실과 특징(California Cancer Facts & Figures), 미국 암학회, 1997, p.3.

이런 분류가 절대적인 것은 아니다. 따라서 이런 분류에 대한 통계적 비판이 있을 수 있다. 첫 번째와 두 번째 사이의 경계는 확실히 구분할 수 없고, 의사의 주관적인 평가에 달려 있다. 그러나 이런 분류의 문제점은 정통 의학의 치료나 레이어트릴 치료에 동일하게 적용되어야 한다.

암이 전이되고 나서 5년 이상 생존한 환자는 통계 자료에 넣기도 어려울 만큼 그 수가 적다. 대부분의 의사들은 그 확률이 1억 분의 1도 되지 않는다고 말할 것이다. 어떤 의사는 1천분의 1이라고도 말할 것이다. 수치가 낮다고 불평하지 말자. 우리들이 실제로 느끼기에는 1천분의 1의 1%쯤 되지 않을까 싶다.

어떤 상태를 '초기' 암이라고 정의하기가 참으로 어렵다. 때문에 나는 비공식적으로 조사를 진행했다. 남 캘리포니아의 의사 그룹을 무작위로 뽑아 물어보았는데, 그들이 정의하는 초기 암은 15% 정도의 생존율을 보이는 것으로 말한다. 미국 암학회에는 통계나 의견을 물어볼 수 없었다. 그러나 국립 암연구소에서는 '국소적 범위(초기와 같은 분류)'의 암환자가 5년 이상 생존할 확률은 매우 높은 수치인 28%가 될 것이라고 예측한다!* 미국 암학회에서는 현재 암에 걸리지 않은 건강한 사람들 3명 중 1명(33%)이 앞으로 암에 걸릴 확률이 높고, 그중 40%는 5년 이상 생존할 것이라고 말한다. 이것은 곧 환자의 60%는 사망할 것이라는 말이다. 현재 건강한 사람 100명 중 33명은 암에 걸릴 것이며, 그중 13명은 5년 이상 생존할 것이다. 이 13명을 암에 걸리지 않은

---

* 국립 암연구소 인구통계학 부교수 마빈 슈네이더먼(Marvin A. Schneiderman) 박사가 1973년 3월 21일자로 에드워드 그리핀에게 보낸 편지, 그리핀의 사적인 편지 모음.

67명에 포함시키면 100명 중 80명이 정통 의학의 치료로 살아남는다. 이것이 바로 정통 의학에서 주장하는 평균 생존율 80%다.

이제 레이어트릴 치료를 살펴보자. 레이어트릴 치료를 원하는 암 환자들 대부분은 이미 암이 전이된 후이거나 '말기' 상태다. 이들 대부분이 비타민과 효소 치료를 받기 시작한 후 5년 이상 생존하지 못하는 것은 놀라운 일이 아니다. 놀라운 것은 이 단계에서는 누구나 살아남아야 한다는 점이다. 그러나 콘트레라스Contreras 박사, 리처드슨Richardson 박사, 빈젤Binzel 박사는 대략 15% 정도의 환자들이 5년 이상 생존한다고 주장한다. 물론 15%는 높은 수치가 아니다. 하지만 정통 의학 치료법을 통해 이 시기에 살아남는 환자의 수가 0.0001%인 것에 비하면 매우 놀라운 수치다.

암이 전이되지 않은 환자들, 즉 '초기' 단계로 분류된 환자들의 경우는 레이어트릴 치료로 인해 대략 80%의 생존율을 보인다. 리처드슨 박사와 빈젤 박사는 이 단계에 있는 환자들의 생존율이 85%라는 높은 수치를 보였고, 이전에 정통 의학 치료를 받는 동안 수술, 엑스레이, 화학 요법으로 생명 유지에 필수적인 신체 기관이 큰 손상을 입지 않았다는 사실을 발견했다.[*]

현재 암에 걸리지 않은 건강한 사람들은 매일 적당한 양의 비타민 B17을 섭취하고, 췌장 기능 부전이나 엄청난 방사능 피폭과 같은 발암 물질에 노출되지 않는다면 암으로부터 100% 해방될 수 있다. 다행스럽

---

[*] 맥노튼 재단(McNaughton Foundation)은 IND-6734 레이어트릴 실험 1단계 적용에서 생존율이 80%라고 보고했다. 암 뉴스 저널(Cancer News Journal), 1971년 1월/4월, p.12. 1972년 12월 2일 리처드슨 박사가 그리핀에게 쓴 편지에 포함된 자료, 그리핀의 사적인 편지 모음. 빈젤 박사의 보고서는 그의 책 『잘 사는 법(Alive and Well)』에 나와 있다.

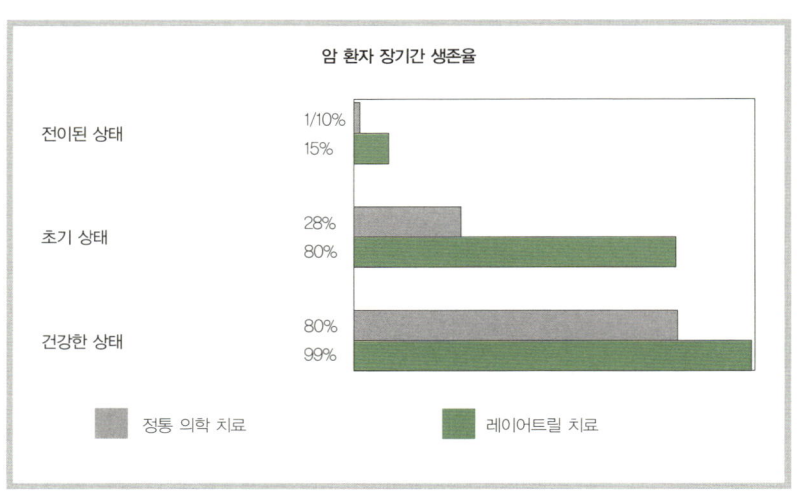

게도 이 분류의 '비교 대상 그룹'은 이미 존재한다. 그들은 훈자족, 압하스족, 에스키모, 호피 나바호 인디언, 그리고 그들과 비슷한 종류의 사람들이다.

위 그래프에 표시된 두 그룹의 통계를 합쳐 보면 리처드슨 박사와 빈젤 박사가 주장하는 수치를 확인할 수 있다.

암에 관한 모든 통계 자료는 보이지 않고, 정의되지 않은 전제를 기반으로 하기 때문에 가장 일반적인 목적에만 사용될 수 있다. 합쳐진 그림으로 설명하려고 하기 때문에 특정한 조건에 있는 특정한 사람에게 적용할 때 잘못될 수 있다. 위 그래프에 들어간 자료는 연령, 성, 암이 분포한 위치, 그리고 암의 상태가 다르다. 또한 이런 분류는 적당히 퍼져 있는 암을 훨씬 많이 퍼져 있는 암과 분리할 때 자의적인 해석을 사용했다. 이 둘 사이에는 회색 지대가 존재한다. 그럼에도 불구하고 단순히 통계 자료를 사용하는 사람들은 이런 통계 자료가 정통 의학 치료를 지지하는 사람들에게 이점을 주기 때문에 정확하다고 생각한다.

이것은 간과할 수 없는 오류다.

　의사들은 통계적 오류에 대해 인식하기 시작했으며, 암 치료에 대해 영양학적인 접근으로 실험을 시도하기 시작했다. 또한 그들은 자신들이 합의된 약물이라 여겨 온 약물의 피해자임을 알아차렸다. 그러나 합의된 약물은 눈에 보이기 때문에 믿을 수 있다고 여겨진다. 의사들은 환자를 상하게 하거나 속이지 않기 위해 감시 받아야 한다. 그리고 의사를 감시할 수 있는 가장 적합한 사람은 전문 기관에서 일하거나 병원의 관계자이거나 정부 기관에서 일하는 사람들이다. 이런 사람들의 감시 결과로 합의된 약물이 얼마나 위험한지 여부와는 상관없이 모든 의사가 사용해야 하는 것으로 결론이 났다. 그리고 몇 명의 환자를 잃든 의사로서의 전문적인 위치는 유지된다. 같은 치료법을 선택했기 때문에 동업자의 평가를 통과한 의사는 동료들과 마찬가지로 같은 비극적인 결과를 얻을 것이지만, 그의 지위는 유지할 수 있다. 반대로 의사가 기존의 정통 의학 치료법에서 벗어나 영양학적 치료를 적용한다면, 그가 아무리 성공했더라도 '돌팔이 의사'라는 취급을 받는다. 그는 병원에서 명성을 잃고, 의료 과실 보험에 가입할 수도 없으며, 심지어는 체포될 수도 있다.

　이런 결과로 많은 의사들이 자신을 찾아온 환자들이 암을 두려워하는 만큼, 자신들이 환자의 진단 시기를 놓치거나 수술이 지연되는 것을 두려워한다. 그들은 남은 몇 달이 환자의 생존에는 미미한 차이를 가져온다는 걸 알고 있지만, 그들의 명성에는 아주 큰 차이를 가져올 것이라는 사실을 잘 알고 있다. 방사선이나 약물 치료를 권하지 않거나 시행하지 않는 것은 매우 큰 용기를 필요로 한다. 만일 그렇게 해서 환자가 사망하면, 환자의 가족들은 의사가 할 수 있는 한 최선을 다하지 않았다며 그를 고소할 것이다. 그리고 암의 특징에 대한 충분한 이해가 없기 때문에 수술이나 방사선 치료 또는 약물 치료를 받아도 어쨌든 죽었을 환자에 대해 판사나 배심원의 납득을 이끌어낼 수 없게 된다. 만일 미국 암학회의 대변인이 증언대에 서서 정통 의학 치료만으로 살아남은 150만 명의 사람들이 있다고 공격적인 통계 자료를 제출한다면, 이런 일은 실제로 일어날 것이다.

따라서 의사가 처방을 내릴 때는 오로지 자신의 판단과 양심에만 의지할 수가 없다. 의사가 방사선 수술이나 위험한 화학 독극물(화학 요법 약물)을 처방하지 않고 무독성의 몇 가지 비타민을 처방한다면 더욱 큰 곤경에 처할 수 있다. 그렇기 때문에 아주 용감한 자만이 이 방법을 선택한다. 이것이 바로 '합의된 약물'이다.

합의된 약물이든 아니든, 통계 자료가 있든 없든 암은 정통 의학의 약물로는 치료할 수도 없고, 완치가 되었다고 할 수도 없는 질병이다. 수백억 달러와 수백만 시간을 투자해서 암을 치료할 단서를 찾고 있지만, 암으로 인한 사망률은 매년 빠르게 증가하고 있다. 이에 대한 해답을 찾는데 실패한 사람들이 다른 대안을 찾으려는 사람들을 비난하고 위협하는 것은 모순된 행동이 아닐 수 없다.

크렙스 주니어 박사는 종종 티베트 불교의 전경기(prayer wheel, 기도나 명상을 할 때 돌리는 바퀴)를 사용하는 것이 정통 의학의 치료보다 더 좋은 결과를 낳을 것이라고 말한다. 이건 단순한 농담이 아니다. 서양인들에게는 전경기를 돌리는 것이 아무런 치료도 받지 않는다는 말과 같은 의미다. 그러나 치료를 아예 받지 않으면 적어도 방사선과 화학 약물 중독의 심각한 부작용은 겪지 않을 수 있다. 이런 관점에서 전경기의 의학적 효과는 마요 병원에서 진행된 실험과 같다.

크렙스 주니어 박사는 "암은 의료과학에서 정복해야 할 마지막 전초기지 중의 하나라고 설명하는 것이 가장 적절하다."라고 말했다. 그는 다른 치료법에 대한 엄청난 무시와 기득권 유지로 인해 많은 현대 과학자들이 그들 주변에 일어나는 증거들을 객관적으로 보지 못한다고 지적한다. 만약 과학자들이 이러하다면, 그들은 자신이 틀렸다는 것을 인정해야 한다. 일생을 복잡한 수술 과정을 배우고, 정교한 화합물 구조를 만들거나 방사선 기계를 습득한 의사는 결국 답이 바로 자신 앞에 있었음을, 그리고 자신의 지능이나 기술이 아닌 하찮은 살구씨에서 나온 간단한 음식으로 해결 가능하다는 것을 인정하기란 매우 어려울 것이다. 이런 이유 때문에 수많은 의사들이 계속해서 복잡한 답을 찾는다.

오늘날 우리가 원시적인 의료 행위의 역사(두개골에 구멍을 뚫거나 피를 뽑는 것, 개털, 거위 기름, 혹은 도마뱀 피 등에 의학적 효능이 있다고 믿는 것들)를 보고 우스워하며 그런 방법이 있었다는 것에 대해 놀라움을 느낀다. 이와 마찬가지로 우리의 미래 세대가 오늘날의 의료과학이라고 불리는 무의미한 수술과 방사선 치료, 독성 약물 주입을 보게 된다면 당혹스러워 할 것이다.

12
FDA의 이중 잣대

비타민 B17에서 추출한 주사제 '레이어트릴'의 안전에 관한 기록은 매우 잘 정리되어 있다. 반면에 FDA 승인을 받은 약품들은 부실한 안전성 검증으로 악명이 높다. 이를 차치하더라도 대형 제약 회사들이 출시하는 신약에 대한 편파적인 대우와 비교하면 레이어트릴 처방을 금지한 FDA의 결정은 좀처럼 받아들이기 어렵다.

의약품이 아닌 무해 물질, 즉 비타민이나 건강 보조식품은 유해하거나 위험한 의약품들보다 더 많은 규제를 받고 있다. 그 사례로 FDA가 비타민이나 건강 보조식품, 의약 외 제품과 벌이는 무자비한 전쟁은 잘 알려져 있다. 매년 FDA의 많은 자원과 시간이 대중들에게 영양학적 건강법에 감추어져 있는 위험성을 알리는 데 소모된다. 그러나 의약품에 관한 문제에 있어서는 확신을 담은 관대한 태도를 보인다. 예를 들면 이런 식이다.

'의약품 부작용에 대해서는 크게 걱정할 필요가 없습니다. FDA의 승인을 받은 의약품은 안전하니 안심하고 드세요. 저희가 안전을 보장합니다.'

1971년 7월, FDA는 의약품의 부작용에 대한 '실사 자료'를 발행했다. 제목은 '부작용 가능성이 있다는 이유로 의약품을 두려워해야 할까?'였고, 답은 다음과 같다.

> '의약품은 공포의 대상이기 보다는 존중해야 할 대상이다. 의사는 신중하게 의약품의 사용 여부를 결정한다. 질병을 치료하지 않은 채 내버려 두는 것보다 특정 의약품을 쓰는 것이 낫다는 결정이 내려졌다면, 의약품을 쓰지 않는 것은 매우 위험하다."[*]

의사의 결정이 우위에 있다는 것은 중요한 원칙이다. 하지만 레이어트릴(비타민 B17 추출물)을 사용하려고 시도했던 의사들의 경우를 보면, FDA 스스로 의사의 결정을 존중하지 않는다. 그리고 의료 표준 감시 기구를 비롯한 연방 기구의 존재도 의사가 환자에게 처방할 수 있는 의료행위에 대한 제약이 많아지고 있다. 정부가 의사들에게 원하는 것은 정부가 승인한 방식만 환자에게 적용하는 단순한 로봇이 되라는 것이다.

그러나 '의약품은 공포의 대상이기 보다는 존중의 대상'이라는 문장은 비타민에 대해 편집증적인 반응을 보이는 FDA의 철학을 정확히 반영하고 있다. FDA가 이중 잣대를 들이대고 있다는 것이 확연히 드러난다.

미국 하원의 크레이그 호스머Craig Hosmer 의원은 건강식품 업계에 대한 FDA의 일방적인 공격에 대해 다음과 같이 공개적으로 비판했다.

> "나는 지금까지 비타민 과다 복용으로 사망했다는 사례를 본 적이 없다. 그러나 3일마다 한 사람이 아스피린을 치사량 이상으로 복용해서 사망한다. 미국인들이 1년에 29,000톤 이상의 아스피린을 복용한다는 사실에도 불구하고 FDA는 아스피린을 규제하거나 경고문

---

[*] '의약품의 부작용', FDA 실사 자료 CSS-D2(FDA)72-3001, 1971년 7월

부착을 검토한 적이 없다. 대신 FDA는 막대한 세금을 들여 인체에 무해한 비타민과 미네랄 섭취량을 임의로 정하고 유지하도록 강요하고 있다."

호스머 의원이 정곡을 찔러버린 것이다. 시민의 건강을 위협하는 것은 건강식품 판매점에 진열된 유기농 건강식품이나 비타민이 아니다. 수없이 많은 인공 의약품들이 심각한 위협이 되고 있다. 건강식품 중에 탈리도마이드 복용으로 인한 기형아 출생처럼 비극적인 결과를 초래한 사례는 전혀 없다.

모든 입원 환자의 5%는 승인 받은 처방약의 부작용으로 인해 병원에 들어온다는 통계도 있다. 승인 받은 의약품의 부작용으로 인해 매년 병원을 찾는 사람의 수가 최소한 150만 명이나 되는 것이다. 이런 수치로 미루어 보면 법으로 허가 받은 약물은 불법 환각제보다도 수백 배나 더 많은 피해를 주고 있는 것이다. 의약품의 부작용 증상이 없었던 환자도 일단 병원에 입원하면 의약품으로 인한 부작용을 겪게 될 가능성은 2배 이상으로 높아진다. 실제로 병원에서 발생하는 의약품 부작용 피해 사례는 매년 350만 명에 달한다.

1960년에는 치료 목적으로 사용한 약물로 인해 40여 가지나 되는 새로운 질병 또는 증후군이 나타난 것으로 밝혀졌고, 오늘날에는 부작용의 종류가 훨씬 더 많다.

의사의 처방 없이 구입할 수 있는 일반 의약품도 상황은 마찬가지다. I.G. 파르벤의 바이엘 약품에서 처음 생산한 아스피린이 잘 알려진 사례다. 1974년에 이르자 미국인들은 아스피린에 열광하기 시작했고, 매년 9,000톤 이상 팔려 나갔다. 그 양은 160억 정에 달하며, 매년 1인당 복용량이 80정이나 되는 수치다.

아스피린이 자연 물질과 유사한 화합물이라고 하지만, 여전히 인공 의약품인 것은 사실이다. 특히 어린아이에게 과다 투여하면 매우 위험한 것으로 알려져 있다. 한 번에 많은 양을 복용했을 때도 과잉이 되지만, 이 약품은 축적 작용이 있어서 지속적인 사용도 위험하다. 미국에서는 아스피린 과잉 복용으로 인해 매년 90여 명 이상의 사망자가 발생한다.

매년 발생하는 90여 건의 사망 사고는 절대로 적은 수치가 아니다. 그러나 FDA는 아스피린 복용 안내문에 안전한 투여량을 표기하고 '의사의 처방에 따라 복용할 것'이라는 경고문을 삽입하도록 권고한 것 외에는 아무런 조치도 취하지 않았다. 여기서 핵심은 FDA가 그 이상의 조치를 취해야 한다는 것이 아니다. 영양 보조제에 대해서는 왜 그토록 불공정한 이중 잣대를 적용하느냐는 것이다.

1973년 11월, FDA는 '애프리컨Aprikern'으로 알려진 건강식품의 생산과 유통을 금지했다. 애프리컨은 살구 씨를 분쇄한 후 냉동 압력을 가하여 지방을 제거한 후 캡슐로 만든 건강식품이다. 분쇄와 냉동 압력 공정은 비타민 B17 함량을 보존하여 제품의 효능을 20% 정도 높이며, 칼로리를 줄이고 산패를 방지한다. 비타민 B17의 효과를 아는 사람들에게 애프리컨은 매우 인기 있는 제품이었다.

그러나 FDA는 애리조나 약학대학에서 관련 연구를 진행했다고 주장하면서 애프리컨에 '성인과 아동을 사망에 이르게 할 수 있는 독성 물질'이 함유되었다고 발표했다.[*]

---

[*] '두 가지 위험한 건강식품(These Two Health Foods 'Dangerous')', (UPI) 뉴스 크로니클, 1973년 11월 28일, p.11.

애프리컨이 성인이나 아동을 실제로 사망에 이르게 했다는 (실제로 매주 사망자를 발생시키는 아스피린처럼) 것이 아니라 '그럴 가능성이 있다'는 표현을 쓴 것에 주목해야 한다. 또 FDA는 애프리컨 제조사와의 법정 소송에서 쥐를 사용한 독성 테스트를 시행한 결과 애프리컨의 위험성을 밝혀냈다고 진술했다. 그러나 이 실험 담당자였던 애리조나 대학의 과학자는 실험 결과가 결정적이라고 볼 수 없으며, FDA의 해석을 믿을 수 없다고 증언했다. 하지만 FDA는 이에 굴하지 않고 소송을 계속 진행했다. 그리고 FDA가 자체적으로 수행한 안전성 실험에서 애프리컨이 위험하다는 사실이 '입증' 되었다고 주장했다. (원하는 결과를 얻기 위해서 불쌍한 설치류의 머리를 망치로 으꼈을지도 모르는 일이다.)

애프리컨에 대한 최초 소송을 FDA와 공동으로 진행한 애리조나 소비자보호협회장인 윌리엄 딕슨은 언론과의 인터뷰에서 다음과 같이 말했다.

"FDA의 실험 결과가 나올 때까지 6개월을 기다릴 수도 있지만, 그 사이에 이 제품을 먹고 어떤 아이가 죽는다면 우리 협회의 책임도 크지 않겠습니까?"

그렇다면 아스피린 복용으로 인한 유아 사망에도 소비자보호협회의 책임이 크다는 결론을 내려도 될까? 아니면 겉치레에 불과한 '공공의 이익 보호' 라는 주장이 부도덕한 이중 잣대를 감추기 위한 눈속임이라고 의심해야 할까?

정부 기관의 이중 잣대는 제약 카르텔을 위해 의약외 건강 보조제 산업계의 경쟁자들을 위협, 파괴하고 있다. 또 누군가가 이 제품을 '사용하지 않아서' 죽는 문제에 대해서도 생각해 봐야 할 문제다.

이런저런 방법으로도 통하지 않자 애리조나 주 보건국장인 루이스 캐서스 박사가 나서서 공개적으로 경고하기까지 했다. 자연 상태의 살구는 정부의 금지 품목에 들어가지 않지만, 살구 씨를 쪼개서는 안 되며, 무엇보다도 '씨를 먹으면 안 된다'는 것이었다.*

이렇게 현명하고 자비로운 전문가가 어리석은 우리들을 돌보고 보호하려고 한다. 그 덕분에 우리는 정말 편안하게 살고 있다. 그들이 없으면 우리는 얼마나 비참해질까? 정부 간행물인「미국 식품, 의약품, 화장품 관련법」에 다음과 같은 항목이 있어서 정말로 안심이다.

"고편도苦扁桃는 독성이 있으므로 국내에서 판매하면 안 된다. '비타민 B17을 함유하고 있지 않은' 감편도甘扁桃를 판매할 때도 고편도가 5% 이상 섞이지 않도록 해야 한다. 씨앗 가루는 자연적으로 발생하는 시안화수소HCN를 100만분의 25 이상 함유하고 있어서는 안 된다."**

이 정도로 엄격한 기준을 통과할 수 있는 일반 의약품은 하나도 없다. 법은 시민을 보호하지 않는다. 법은 우리를 겨냥한 무기다.

1971년 12월 26일, 나는 에른스트 크렙스 주니어 박사로부터 한 통의 편지를 받았다. 그는 2년 전부터 FDA가 건강식품 애프리컨 판매에 반대할 것이라는 사실을 알고 있었다고 한다.

"정부 관리들은 이제 비타민 B17(니트릴로사이드)의 중요성을 완전히 깨달아 가고 있습니다. 비타민 B17 발견의 공적을 개인 연구기관에 돌리기엔 너무 뛰어나고 귀중한 것으로 느껴지겠지요. 그런 생각은 그들의 태도에서 분명히 드러납니다. 과거에 인디언 영토에서

---

* '금지당한 살구 씨,' 피닉스 가젯, 1973년 11월 29일, p. B-1.
** 이 수치는 1%의 1/400에 해당한다. FDA 발행물 No.2, 1970년 6월, p.26.

귀중한 광물이나 석유를 발견하면 정부 관리들은 인디언들을 '더 좋은 땅(?)'으로 이주시켰지요. 그때와 마찬가지로 정부는 비타민 B17 연구자들이 입을 다물고 잠잠해질 때까지 의료 산업에서 분리하려고 시도할 겁니다. 어떤 법적인 수단을 써서라도 말입니다. 그런 다음 정부를 후원하는 독점 기업들에게 제조 판매권을 부여할 겁니다. 애프리컨에 대한 잠재적 또는 이미 형성된 시장 규모는 최소한 비타민 C를 비롯해서 다른 비타민을 전부 합친 정도는 됩니다. 오늘날 정부는 10억 달러 규모의 시장을 며칠 만에 만들거나 없앨 수 있습니다. 단지 공개적으로 발표를 하거나 법률을 약간 바꾸기만 하면 됩니다. 공중위생국장은 저녁 TV 방송에 나와 정해진 대사에 따라 말하고, 시장은 거기에 맞춰 돌아갑니다. 독점 카르텔은 이런 게임에서 항상 승리합니다."*

FDA는 계속해서 '영양학적 사기'가 엄청난 이익을 남기는 거대 비즈니스라고 말해 왔다. 그러나 '정말로 엄청난' 이윤을 남기는 '진짜 거대한' 비즈니스인 제약업계에 대해서는 침묵을 지킨다. FDA 대변인은 매년 영양 보조식품에 33억 달러를 소비하는 상황이 우려스럽다고 말한다. 그 수치가 공정하고 정확히 계산된 것이라고 해도 연간 552억 달러 규모의 처방약 시장과 140억 달러 규모의 일반 의약품 시장에 비하면 새 발의 피에 불과하다. FDA가 똑같이 자신들의 책임 하에 있는 의약품 시장에 우려를 표명하지 않는다는 것이 의아스럽기만 하다.

FDA는 '일부 제약 회사 대표들의 과도한 홍보 활동'에 관한 보고

---

* 크렙스 주니어 박사가 에드워드 그리핀에게 보낸 편지, 1971년 12월 26일, 그리핀의 사적인 편지 모음.

서를 받았다. 그래서 제약 회사 판매원들이 자사 상품을 홍보할 때 정직하지 않은 방법을 사용한다는 사실을 인지하고 있었다. 그럼에도 불구하고 FDA는 진정으로 관리하고 통제해야 할 제약업계는 수수방관한다. 그러면서 자원과 인력을 쏟아 부어 건강식품 강연자들을 도청하거나 미행하면서 진실과는 상관없이 FDA의 규제에 반하는 주장을 했다며 무조건 잡아들이려고 한다. 그러고는 가공 식품의 위생 규정 위반이나 제약업계의 규정 위반을 집행해야 할 때마다 세금 부족을 이유로 회피한다. 그러면서 미생물이나 들장미 열매, 꿀, 살구 씨를 사용한 건강식품 생산자들에 대해서는 공공의 적으로 간주하고 사사건건 규제한다.

앞에서 말한 것처럼 FDA는 레이어트릴 판매자들의 안전성 테스트 결과를 승인하지 않았다. 그들이 요구한 막대한 양의 실험 자료와 서류를 제출하지 않았고, 레이어트릴을 투여해도 될 만큼 안전 문제가 충분히 검증되지 않았다는 이유였다.

사실 레이어트릴의 안전에 관한 기록은 매우 잘 정리되어 있다. 반면에 FDA 승인을 받은 약품들은 부실한 안전성 검증으로 악명이 높다. 이를 차치하더라도 대형 제약 회사들이 출시하는 신약에 대한 편파적인 대우와 비교하면 FDA의 결정은 좀처럼 받아들이기 어렵다.

이것이 바로 FDA의 이중 잣대다. 우리는 '안전성'이라는 측면에서 완벽하다고 할 수 없는 아스피린을 비롯해 수많은 의약품을 제약 없이 얼마든지 살 수 있다. 술과 담배도 마찬가지다. 뿐만 아니라 미국 내 4,000여 곳 이상의 지역 주민들은 선택의 여지도 없이 불소가 함유된 식수를 마시고 있다. 그러나 건강 보조 식품이나 비타민에 관해서라면 FDA는 복수의 화신처럼 친히 하늘에서 강림하여 국민 건강을 돌보는 신성한 수호자를 자처한다.

    태어나지 않은 태아의 목숨을 빼앗은 여성은 법원에서 무죄 판결을 받는다. 자신이 원하는 대로 자신의 아이를 처분할 결정권이 있다는 논리다. 그러나 자신의 생명 또는 가족의 생명을 구하려고 레이어트릴을 구입하는 행위는 범죄로 간주된다. 우리는 이런 개탄스러운 이중 잣대를 얼마나 더 참고 견뎌야 할까?

13
비타민 B17을 처방한 의사들

> 비타민 B17을 발견한 초기에는 FDA로부터 승인을 받지 않았다는 이유로 암환자에게 비타민 B17을 처방한 의사들은 면허를 취소당하거나 병원 문을 닫아야 했다. 하지만 암 치료 효능이 입증된 오늘날에는 수많은 암환자들이 비타민 B17을 처방 받고 있다.

어떤 의사들은 인공 의약품 사용을 최소한으로 줄이고, 질병 치료에 영양학적 접근 방식을 사용해야 한다고 주장한다. 이들의 입을 모두 막을 수만 있다면 FDA는 무척 기뻐할 것이다. 그러나 정부 기관인 FDA로서도 최소한 언론의 자유를 보장하는 척은 해야 한다. 그래서 발언 내용을 규제하지는 않지만, 발언 중에 언급되는 물질의 판매는 금지했다.

의사와 건강식품 연구자들이 공개적으로 비타민 B17을 지지하더라도 암환자들이 실질적으로 살구 씨나 애프리컨, 레이어트릴을 구할 방법이 없다면 기득권자들에게 위협이 되지 않을 것이다. 따라서 FDA는 암 치료 목적의 비타민 B17을 생산, 유통, 처방하는 사람들을 위협하고, 그들의 삶을 파괴하느라 많은 자원을 낭비하고 있다. 특히 의사들은 강력하게 대처해야 할 규제 대상이다.

만약 많은 의사들이 레이어트릴 치료법을 쓰고도 처벌을 받지 않는다면, 레이트릴의 의학적 효력을 인정한 꼴이 될 것이다. 그렇다면 수문을 열어 놓은 것처럼 레이트릴 지지 세력은 폭발적으로 늘어날 것이 분명하다. 이런 이유 때문에 FDA는 저항을 시도하는 의사들을 공개적으로 파괴하고 망신을 줘서 입을 막으려고 한다. 어리석은 대항을 하면 어떻게 되는지를 다른 의사들에게 똑똑히 보여주는 것이다.

캘리포니아 실마 지역의 하비 하워드 재판에서 이 점이 여실히 드러났다. 그는 암환자들에게 레이트릴 알약을 판매한 혐의로 기소되었다. 국가 측 증인으로 캘리포니아 주 보건국의 랄프 와일러스타인Ralph Weilerstein 박사가 출석했다. 와일러스타인 박사는 '명망 있는' 의사가 레이트릴을 처방한 사례가 있는지에 대해 질문을 받았다. 그의 대답은 이랬다.

> "내가 아는 바로는 1963년 이래로 캘리포니아에서 레이트릴을 처방한 의사는 모두 기소되어 처벌을 받았습니다."[*]

요컨대 이런 논리다.

> "레이트릴을 처방한 모든 의사는 기소되었다. 기소된 의사는 명망이 있을 수가 없다. 그러므로 '명망 있는' 의사는 레이트릴을 처방하지 않는다!"

의사들은 이런 딜레마에 직면한다. 히포크라테스 선서와 개인의

---

[*] '실마의 주민이 암 사기 혐의로 재판을 앞두고 있다.' LA 타임즈, 반 누이스 지역 기사, 1972년 9월 15일

도덕적 의무에 따라 혼자에게 가장 좋은 결과를 가져오리라고 예상되는 행위를 할 것인가? 아니면 정치적인 의사들이 정치·경제적 기득권자들이 만들어 놓은 규정을 따를 것인가? 인간의 본성에 비춰 보건대, 극히 일부를 제외하면 도덕적 의무감에 따라 행동하기는 어렵다.

에른스트 크렙스 주니어 박사는 FDA와의 수없는 법정 공방을 벌인 베테랑 의사다. 1971년 3월 9일, 그는 의사이자 의학박사인 존 리처드슨John Richardson에게 자신과 같은 길을 걸었을 때 겪게 될 파괴적인 결과에 대해 편지를 써서 보냈다. 리처드슨 박사의 논문이 출판되기 전에 읽은 크렙스 박사는 편지에서 다음과 같이 말했다.

> 의사가 자신의 길을 걷기로 했다면 출판된 논문에 대한 결과를 피하기 어렵다는 것을 꼭 기억해야 합니다. 이 일은 직업적 권위, 가족, 심지어 신변의 안전에까지 대단히 파괴적인 영향을 미칠 것입니다. 지난 목요일 로스앤젤레스 쉐라톤웨스트에서 열린 강연의 질의응답 시간에 예전에 만났던 매우 진실하고 열정적인 여성이 자리에서 일어나 제게 물었습니다.
>
> "저는 소련의 의사였지만 자유주의 신념을 가지고 조국을 떠나 이곳에 왔습니다. 그러나 여기서도 의료계는 저에게 레이어트릴을 사용하면 의사 면허를 취소하겠다고 통보해 왔습니다. 저도 당신처럼 싸우고 싶습니다. 어떻게 해야 할까요?"
>
> 저는 이렇게 말해 주었습니다.
>
> "당신은 의사가 절대적으로 부족한 사회의 의사로서 대단한 책임을 가지고 있습니다. 준비되지 않는 전쟁에 뛰어드는 것보다는 레이어트릴은 그만 잊어버리고 자신의 위치에서 최선을 다하는 편이 더

좋은 일을 할 수 있을 겁니다. 당신은 변증법적 유물론에 익숙하니 제 논리를 이해할 수 있겠지요? 신은 당신에게 그렇게까지 최전방에서 싸우도록 의무를 부여하지 않았습니다. 저는 단지 제가 신의 부름으로 이 일을 하고 있다는 사실만 알 뿐입니다."[*]

리처드슨 박사의 신변에 위협이 있을 수 있다는 경고는 근거 없는 억측에서 비롯된 이야기가 아니었다. 크렙스 주니어 박사는 같은 편지에서 다음과 같이 설명했다.

당시 저와 함께 있던 비서가 증언해 줄 것입니다. 로스앤젤레스에서 청중 400명에게 암 치료 강연을 끝내고 5시간이 지난 후였습니다. 샌프란시스코로 돌아오는 길에 내 차에 누군가가 총격을 가해 앞 유리가 박살이 났습니다. 다음날 밤에는 처음 총격 지점에서 300마일이나 떨어진 장소에서 자동차 뒤 유리창에 총격을 받았습니다. 경찰은 "아마도 누군가가 경고를 하고 싶었나 봅니다."라고만 말했습니다. 물리적 폭력에 대해 곱씹고 싶지는 않지만, 지금은 고인이 된 아서 해리스 박사 역시 레이어트릴을 계속 사용하면 살해될 것이라고 두 남자에게 위협을 받았습니다. 그 후로 우리는 모든 일을 나눠서 했습니다. 우리 둘 중 하나가 갑자기 총에 맞아 죽더라도 결정적인 타격을 입지 않도록 하려는 조치였습니다.[**]

---

[*] 크렙스 주니어가 의학박사 리처드슨에게 보낸 편지, 1971년 3월 9일, 그리핀의 사적인 편지 모음.
[**] 크렙스 주니어 박사가 의학박사 리처드슨에게 보낸 편지, 1971년 3월 9일, 그리핀의 사적인 편지 모음.

이런 종류의 압박과 위협에 맞서 싸우려면 비범한 사람이어야 한다. 용기를 가지고 원칙을 지키라고 말하는 사람은 많다. 하지만 막상 일이 닥치고 상대방이 비열하게 나오기 시작하면 굴하지 않고 계속 나아갈 수 있는 사람은 많지 않다.

크렙스 주니어 박사는 그만큼 비범한 사람이었다. 그는 대학에서 박사 후 과정을 밟는 학생 시절부터 영양막세포 이론을 강력하게 옹호했으며, 비타민 B17에 대한 실험 연구로 주목을 받았다. 1973년 9월 23일, 나에게 보낸 편지에서 크렙스 주니어 박사는 신념의 결과로 엄청난 압박을 받았다고 고백했다.

"지도 교수는 복종하고 순응하라고 제게 말해 주었습니다. 또한 통제(기존 정통 의학계에 들어가기)를 거부하면 완전히 잊힌 사람이 될 것이라고 경고했습니다. 학문적 업적이나 학위, 직업, 연구 활동 등 아무 것도 하지 못하게 될 거라는 의미였지요. 물론 내 신념을 따르면 기존의 의사 사회가 나를 우호적으로 대하지 않겠지만, 독립해서 스스로 연구소를 설립할 정도의 자유는 있지 않겠느냐고 완곡하게 대답했습니다. 그래서 구역질나는 자유 기업의 원칙 덕분에 존 비어드 기념 재단을 설립할 수 있었습니다."[*]

미국 메모리얼 슬론·케터링 암센터에서 항암제를 연구했던 스기우라 가네마츠 박사는 자신이 실험한 항암제 중에서 레이어트릴이 가

---

[*] 크렙스 주니어 박사가 에드워드 그리핀에게 보내는 편지. 1973년 9월 23일, 그리핀의 사적인 편지 모음.

장 효능이 높다는 것을 알게 되었다. 그러자 스기우라 박사의 상사들은 새로운 발견의 신빙성을 떨어드리려고 3년짜리 프로젝트를 시작했다.

그러나 프로젝트는 그들이 원하는 결과를 쉽게 가져다주지 않았다. 실패를 목적으로 계획된 실험을 실시할 때마다 매번 그들의 계획이 '사기'라는 것이 드러나거나 스기우라 박사의 주장이 옳다는 사실만을 증명해 줄 뿐이었다. 1977년까지는 레이어트릴을 주입 받은 생쥐가 주입 받지 못한 생쥐보다 더 좋아졌다는 실험 결과를 얻지 못했다. 그러나 이런 결과는 메모리얼 슬론·케터링 암센터가 기다리던 것이었고, 그들은 데이터의 신빙성에는 관심이 없었다. 세상이 기억하는 보고서의 내용은 '레이어트릴에 항암 성분이 있다는 것을 입증하는 과학적 증거가 없다'는 것이었다.

불행히도 모든 것은 예정된 수순대로 돌아갔다. 메모리얼 슬론·케터링 암센터의 보고서가 나오기 4년 전, 나는 '시나리오 : 미리 기록하는 미래'라는 기사를 썼다. 1973년 10월에 실린 기사의 내용은 다음과 같다.

> 메모리얼 슬론·케터링 암센터는 정통 의학계를 대변하는 전형적인 조직이다. '암과의 전쟁'을 선포한 후 이 조직에는 수백만 달러의 막대한 예산이 투입되고 있다. 그런데 단 한 푼의 세금 지원도 받지 않은 독자적인 몇몇 연구원들이 20년 이상 레이어트릴의 효능에 대해 주장하고 있다. 엄청난 세금 지원을 받으며 암 치료법을 연구하는 메모리얼 슬론·케터링 암센터에서 레이어트릴의 효능을 인정한다는 것은 생각만 해도 수치스러운 일일 것이다. 정부 보조금, 정부 프로그램, 정부 통제와 아주 긴밀하게 연관된 이 조직은 자유 기업의

승리를 인정할 수 없는 것이다. 따라서 메모리얼 슬론·케터링 암센터를 포함해 정부 지원에 직간접적으로 기대고 있는 의료·과학계에서는 다음과 같은 활동을 시도할 것으로 예상된다.

1. 레이어트릴이라는 열차에 무임승차한다.
2. 믿을 수 없는 과거의 오류에도 불구하고 뻔뻔하게 자신들의 주장을 유지한다.
3. 레이어트릴을 발견한 선구자들에게 공적이 돌아가는 것을 막는다.

미래를 구체적으로 예측한다는 것은 항상 위험한 일이지만, 그 과정은 다음과 같은 가능성이 매우 높다.

레이어트릴은 진짜 레이어트릴이 아니다. '레이어트릴'이라는 상표명은 점차 '아미그달린'으로 대체될 것이다. 그리고 이 물질의 종류와 공급원에 대해 관심이 폭발할 것이다.

최종적인 상품은 아미그달린의 효능을 증대시키는 다른 물질과 혼합되는 등 새롭게 만들어질 것이다. 결국 대중이 접하게 되는 레이어트릴의 최종 상품명은 '레이어트릴'이 아닐 것이다.

투입된 연구비의 정당성을 입증하려면 최종적인 상품은 인공의 물질이어야 한다. 이 과정에서 자연의 작용을 인정한다고 해도 인공혼합물 때문에 일어나는 매우 '중요한' 반응이라고 우길 것이다. 애초에 암의 발생은 자연적이었고, 인류의 끝없는 지성과 발전으로 자연을 사실상 정복하게 되었다는 이야기가 널리 퍼질 것이다. 이 이야기에서 레이어트릴을 개발하고 선도했던 사람들은 전체의 해답 중에서 아주 미약한 부분단을 우연히 건드린 초창기의 연구원 정도로 제한될 것이다.

정통 의학계의 가장 중요한 목표 중의 하나는 정부의 악화된 이미지를 회복하는 것이다. 정부는 무슨 일이 있어도 시민들에게 공공 보건에 대한 정부의 감독과 통제를 수용하게 만들려고 한다. 이에 따라 우리는 정부가 '암과의 전쟁'을 벌인 결과 마침내 가장 끔찍한 질병인 암 치료법을 개발할 수 있었다는 사실을 반복해서 듣게 될 것이다. 그리고 그 임무는 개인 연구 기관이 맡기에는 너무 거대한 문제라는 점도 강조될 것이다. 이익이 목적이 아니라 인류의 안녕을 위해 일하는 정부만이 할 수 있는 일이라는 것이다. 어쩌면 그 공적은 UN 세계보건기구의 이름으로 협력한 '다수' 정부의 국제적인 노력으로 돌아갈지도 모른다. 따라서 정부가 공공사업을 확장해야 하는 것은 물론이고, '세계 정부'로서 더욱 강화되어야 한다는 결론에 도달할 것이다.

대기업들은 오래 전부터 경쟁을 줄이고 가능한 한 최대의 이익을 얻는 정책을 유지해 왔다. 화학·제약 산업은 지속적으로 자유 경쟁을 제한하고 카르텔을 형성해서 막대한 이익을 거두어들인 집단이다.*

레이어트릴 사건은 수소 첨가 공정 사건과 비슷하다. 레이어트릴은 20년간 제거해야 할 경쟁으로 인식되었다. 그러나 이제 레이어트릴이 제거될 수 없음이 명백해지자 '얻을 수 있는 이득을 얻고, 카르텔이 기존에 가지고 있는 마케팅 기반을 통해 최종적으로 만들어질 상품의 유통을 장악하는 것'으로 목적이 바뀔 것이다. 레이어트릴은 '아미그달린'이라는 대체 상표명으로, 또는 다른 인공 혼합물과 결합

---

* 선택의 자유를 위한 위원회 소식지(Committee for Freedom-of-Choice Newsletter), 1973년 10월

된 완전히 다른 이름의 상품으로 대량 생산될 것이다. 그리고 기존의 처방약과 같은 경로를 통해 유통되고, 제조사 간의 가격 경쟁도 하지 않을 것이다. 최종 소비자 가격은 효능을 생각하면 터무니없는 정도는 아니라고 느껴질 수 있겠지만, 제조사는 과도한 이익을 챙기게 될 것이다. 무엇보다도 이렇게 탄생한 제품은 영양 보충제나 비타민으로 간주되지 않을 것이다. 그러므로 제약업계가 가지고 있던 대중적 권위와 기득권을 지킬 수 있을 것이며, 비타민과 대치하고 있는 지금의 정통 의학계는 앞으로도 방해를 받지 않고 비즈니스를 영위해 나갈 것이다. 이 모든 것은 메모리얼 슬론·케터링 암센터의 실험과 함께 시작된 예측 가능한 시나리오다.

우리는 이 시나리오와 일치하는 결말을 맞게 될까? 물론 시간이 지나기 전에는 모를 일이다. 그러나 많은 사람들이 충분히 알게 되면 그와 같은 일을 막으려는 움직임이 일어날지 모른다. 사실 그것이 내가 이 글을 쓰는 목적이다. 속아야 할 사람이 미리 경고를 받으면 속임수가 성공하기 어렵다는 것은 자명한 일이다. 앞으로 예상되는 일을 미리 확실히 해 둠으로써 사기꾼들을 좌절시키거나 최소한 그들이 다른 길을 선택할 수 있도록 하여 더 큰 피해를 막자는 것이 내 희망이다.*

그 이듬해인 1974년 12월, 이 책의 초판이 출판되었고, 메모리얼 슬론·케터링 암센터 사건이 대중들에게 막 알려지기 시작했다. 초판

---

* 선택의 자유를 위한 위원회 소식지(Committee for Freedom-of-Choice Newsletter), 1973년 10월

의 471페이지에는 다음과 같은 예측이 수록되어 있다.

"이 글을 쓰는 시점에서 메모리얼 슬론·케터링 암센터 내부의 정보 제공자에 따르면, 레이어트릴의 효능을 증명하는 세 번째 실험이 최소한 처음 실험 결과와 같을 것이라고 한다. 이 프로젝트의 책임자들은 전체 실험이 끝날 때까지 문제가 공론화되는 것을 꺼리고 있으며, 모든 의심을 날려버릴 만한 자료가 모이자마자 레이어트릴의 효능을 공식적으로 발표하기를 희망하고 있다. 물론 충분히 합리적인 방안이다. 그러나 우리는 때를 기다리며 숨죽이고 있지는 않을 것이다. 특히 그 실험이 몇 달 혹은 몇 년이 걸릴지 모르기 때문이다.* 메모리얼 슬론·케터링 암센터의 내부 인사들이 상부로부터의 압력에 저항하는 데 성공하기를 함께 기원하자. 그러나 모든 것이 완성될 때까지는 축배를 들 수 없다는 것을 이해해 주기 바란다."

이 글을 쓸 당시에는 이렇게까지 정확한 예측이 될 것이라고는 생각하지 못했다. 나는 메모리얼 슬론·케터링 암센터와 가까운 믿을 만한 소식통으로부터 이 책이 출판된 후 임원들 사이에 큰 소동이 일어났다는 말을 전해 들었다. 그들은 '온건한' 방식으로 서로 타협하는 편이 '우리(레이어트릴 지지 세력)가 원하는 방향으로 가는데' 도움이 될 것이라고 전해 왔다. 지금처럼 노골적으로 '강경 노선'을 유지한다면 레이어트릴에 대한 공식적인 수용이 더 늦어질 뿐이라는 것이었다. 메모리

---

* 에드워드 그리핀, 암 없는 세상: 비타민 B17 이야기, 아메리칸 미디어, 1974년, 초판, p.471.

얼 슬론·케터링 암센터의 프로젝트를 담당하는 로이드 올드 박사는 영양막세포 이론이 옳다고 믿게 되었고, 적극적으로 돕고 싶다고 했다. 그러나 기득권과 카르텔, 정치적 음모에 대해 강경한 입장을 취하고 있는 이 책이 출판되자 그것은 더욱 멀어졌다. 올드 박사의 상사들과 그 상사들을 움직이는 사람들이 레이어트릴에 관한 문제에 대해 더욱 민감하게 반응하게 된 것이다.

만약 이것이 사실이라면 심각한 문제다. 전문 연구자들이 암으로 인해 사망하는 수많은 인명을 구하겠다는 막중한 임무를 지고 있다. 이들의 연구 결과에 수많은 사람들의 목숨이 달려 있다. 하지만 이들은 자신들과 관계가 나쁘거나 '강경 노선'을 걷는 세력이라는 이유로 자신들이 '유망하다'고 인정한 프로젝트를 중도에 멈추게 할 수 있다고 위협한다!

암 치료제 개발의 공로가 누구에게 돌아가건 암으로 인한 죽음을 막을 수 있다면 무슨 차이가 있느냐고 생각하는 사람들이 있다. 그러나 분명 '차이는 있다.'

치료제 개발을 방해하던 사람들이 치료제를 개발한 사람으로 인정된다면 많은 것들이 달라진다. 무지와 오만과 굴종으로 40년 이상 진실을 감춰 온 사람들이 의료계에서 인정을 받는다면 많은 것이 달라진다. '집단 살인'이라고 볼 수밖에 없을 정도로 너무나 많은 사람들에게 고통과 죽음을 불러온 정책을 시행한 정치인들에게 공적이 돌아간다면 정말로 많은 것이 달라진다. 공로를 누구에게 돌아가게 할 것이냐가 만들어 내는 차이는 과거를 배반한 자에게 미래를 맡길 것인가, 맡기지 말 것인가의 문제다.

메모리얼 슬론·케터링 암센터와 관련된 일화는 복종을 요구하는 의료계의 압박에 맞설 수 있는 사람은 거의 없다는 사실을 확인시켜 주는 좋은 사례일 뿐이다. 크렙스 주니어 박사가 리처드슨 박사에게 보낸 편지로 돌아가 보자.

> "암이 있는 곳에 행동이 있습니다. 순수한 마음에서 레이어트릴과 관련된 일에 뛰어든 사람들은 미국 시민으로서 겪을 수 있는 어떤 고초와도 견주기 어려운 고통을 겪게 됩니다. 그래서 나는 훌륭하고 헌신적인 의사들을 강하게 만류하는 것입니다. 물론 모든 사회에는 옳은 일을 위해 가장 위험한 줄타기를 해야만 온전하게 삶의 의미를 느낄 수 있는 소수의 사람들이 존재합니다."*

리처드슨 박사는 이미 위험한 줄타기를 하고 있는 소수의 사람들이 보내는 경고를 진지하게 받아들였다. 하지만 그 역시 같은 줄에 올라섰다. 자신의 임상 경험이 레이어트릴의 효능을 증명해 주었기에 물러설 수 없었던 것이다.

리처드슨 박사가 대립적인 일에 헌신한 것은 처음이 아니었다. 존 버치 소사이어티John Birch Society의 일원이었을 때, 그는 기득권 언론의 공격을 받아 쓴맛을 본 적이 있었다. 많은 사람들이 '신문에서 읽은 내용은 믿을 만한 구석이 하나도 없다!'고 말한다. 하지만 실제와는 반대로 활자화되는 것이라면 무조건 믿는 경향이 있다. 사람들은 버치 소사이어티가 불미스러운 집단이라는 기사도 사실처럼 받아들였다.

---

*크렙스 주니어 박사가 의학 박사 J. A. 리처드슨 박사에게 보낸 편지. 1971년 3월 9일, 그리핀의 사적인 편지 모음.

버치 소사이어티의 구성원들은 공산주의, 군국주의, 나치주의, 사회주의, 뉴딜주의 등 집단주의를 기반으로 하는 모든 '주의'는 기본적으로 유사하다는 것을 미국인들에게 알려 왔다. 그들은 여기서 더 나아가 세계의 모든 문제에 대한 해결책이 정부를 축소하는 것에 있다고 주장했다. 이 과정에서 그들은 카르텔과 유착된 이익과 권력의 메커니즘을 공격 대상으로 삼았다.

전체의 일부에 대한 반대 의견은 어느 정도 용인된다. 공산주의 체제의 전복이나 공무원의 부패, 과도한 세금, 재정 적자 등은 비판을 받아 마땅하다. 그러나 이 모든 현상의 배후이자 원인인 집단주의 자체를 공격 대상으로 삼으면 큰일이 일어난다. 바로 그 순간 카르텔과의 유착 세력, 공산주의자, 신 나치주의자, 얼굴 없는 정부의 엘리트 등 미국의 미래 지도자로 예정된 모든 세력들의 분노를 사게 된다. 이들 각각의 세력은 세계 정부를 향한 세력 다툼에서는 서로 경쟁할지도 모른다. 그러나 정부의 규모와 권력의 축소를 공개적으로 요구하는 세력에 대해서라면 모두가 똘똘 뭉친다.

결국 리처드슨 박사는 자신의 앞을 가로막고 있는 거대한 반대 세력의 본질을 잘 알게 되었다. 그때까지 레이어트릴을 지지하는 사람들은 FDA를 깨어나게 해서 오류를 수정하고, 그들의 태도를 변화시키려고 했다. 하지만 그는 이런 방식의 활동이 시간낭비라는 것을 깨닫게 되었다.

어떤 사람들은 FDA에 레이어트릴의 효능을 증명하기 위한 추가적인 실험을 탄원하는 진정서를 내기도 했다. 하지만 그는 "이 문제에서 FDA가 완전히 손을 떼게 만들어야 한다!"라고 주장했다. 어떤 사람들은 NBC 방송 제작자들의 노골적인 불공정성에 큰 충격을 받으면서도 그 정도는 최악이 아니라는 것에 놀라워 할 뿐이었다. 리처드슨 박사는 FDA와 관련된 법규의 합헌성에 의문을 제기할 수 있는 방법을 찾으려고 했다.

1972년 6월 2일, 리처드슨 박사는 캘리포니아 주 FDA의 '의료 사기 금지' 조항을 위반했다는 죄로 체포되었다. 암을 치료하는 데 레이어트릴을 사용한 혐의였다. 무장한 공무원들이 그의 사무실로 찾아와 환자들 앞에서 (FDA가 미리 정보를 흘렸기 때문에 체포 장면을 담으려는 사진 기자들이 대기하고 있었다.) 리처드슨 박사와 두 간호사에게 수갑을 채운 채 끌고 가서 강력 범죄자들과 함께 구치소에 수감시켰다. 사무실은 압수 수색으로 난장판이 되었고, 리처드슨 박사의 개인적인 자료와 서신은 모두 압수되었다. 치료가 필요한 환자들은 집으로 돌려보냈다. 다리에 말기 암을 앓고 있던 어린이는 그 후 곧바로 사망했다. 치료 중단과 경찰의 현장 급습으로 인한 심리적 트라우마가 아니었더라면 이 죽음은 막을 수 있었을지 모른다.

리처드슨 박사는 의료의 자유를 향한 길고 소모적인 법정 싸움을 벌였다. 1974년 5월, 2년간 두 번의 공판(모두 불일치 배심으로 끝남)을 거쳐 소송은 마무리되었다. 법원은 FDA가 리처드슨 박사의 유죄를 증명하는 데 실패했으며, 혐의를 기각한다는 판결을 내렸다.

그러나 전쟁은 끝나지 않았다. 법정에서 좌절한 캘리포니아 FDA는 리처드슨의 환자들에게 연락을 취했다. 치료에 만족하지 못한 환자들을 찾아내서 정부가 모든 법적 비용을 부담하는 조건으로 소송을 제기하도록 유도했다. 어떤 의사가 되었든 이런 제안에 흥미를 보이는 한두 사람의 환자는 나타나기 마련이다. 그러나 리처드슨 박사에게 소송을 제기하려는 환자는 한 사람도 없었다. 정부 공무원에게 연락을 받은 환자들은 귀찮게 하지 말고 꺼지라고 했다. 마침내 '도로시 소로카'라는 환자의 아버지가 FDA의 소송 권유에 동의했다. 레이어트릴은 의료 사기라며 딸을 설득하던 사람이었다. 하지만 그의 소송은 자신의 딸이 증인으로 출석하자마자 중단되고 말았다. 그녀는 레이어트릴 치료를 옹호했을 뿐만 아니라, 검사에게도 매우 유감이지만 건강 상태가 계속 호전되고 있다고 말했다.

그때까지는 캘리포니아 FDA가 리처드슨 개인 병원에 대해 탄압을 했다. 그러나 세 번째로 실패한 후에는 미국 '연방 FDA'가 개입할 차례였다. 리처드슨 박사는 그 다음에 벌어진 일들에 대해 다음과 같이 말했다.

"1975년 2월, 미네소타, 앨라배마, 워싱턴, 위스콘신, 오리건 주 경찰은 유통 과정에 있던 레이어트릴을 압수했다. 우리 병원에서 치료를 마치고 유지 관리를 위해 레이어트릴을 필요로 하는 환자들에게 배송된 제품이었다. 나는 이 압수 절차의 주된 목적을 간파했다. 레이어트릴 배송이 주 경계선을 넘어 이루어졌고, 따라서 내 행위는 이론상 주간 거래에 포함되었다. 이는 연방정부가 규제하기 위한 조치였다. 이 조치의 또 다른 목적도 곧 알게 되었다. 나를 법정에 출석시켜 수렁에 빠뜨리기 위함이었다. 나는 레이어트릴을 압수한 각 주에서 소환장을 받았다. 주 법정에 직접 출석해서 수많은 범죄 목록으로부터 내 자신을 변호해야 했다. 법적으로 다른 주에서는 다른 변호사를 고용해야 했다. 각 공판에 참석하기 위해 여러 주를 돌아다녀야 했고, 끝없는 공청회와 심문에도 출석해야 했다. 변호사들에게는 천국이었겠지만 나에게는 지옥이었다. 그럴만한 돈도 시간도 없었다. 나는 결국 연방정부와 주정부의 힘에 맞서는 한 개인일 뿐이었다. 말 그대로 고층 빌딩을 가득 채운 변호사와 공무원들은 세금으로 움직이고 있었다. 시간과 돈은 그들에게 제약이 될 수 없었다. 이때쯤 국세청은 내 사무실로 찾아와 오류와 모순을 찾아내려고 서류를 샅샅이 뒤지기 시작했다. 우리는 이미 1971년과 1972년의 회계 감사에서 많은 벌금을 문 터였다. 또 다시 불공정한 세금이 임의대로 책정되었고, 1973년에는 회계 감사도 없이 세금 19,000달러가 부과되었다. 나는 공식적으로 이의를 제기했다. 국세청은 조세재판소의 청문회가 있기까지 문제가 되는 금액을 제 3자에게 예치해 둘 수 있다고 했다. 내 지위는 1년 후에 회복되었다. 면밀한 검토 끝에 나는 초과 납부한 세금을 환급받았다. 하지만 그러는 사이에도 국세청 징세과에서는 사전 협의를 무시하고 권력을 휘두르려고 했다. 집을 경매에 넘기겠다는 위협을 받았고, 실제로 유치권이 행사되기 10일 전에 겨우 환급 판결을 받았다. 연방정부의 올가미가 점점 조여 오면서 나는 처음으로 패배할 것이라는 좌절감을 느끼기 시작했다."[*]

이 사건이 마무리되기까지는 몇 년이 더 걸렸다. 결국에는 리처드슨 박사의 예감이 옳았다. 1976년, 그는 캘리포니아 보건 입법위원회에서 레이어트릴 합법화를 위한 법안에 관해 증언하기로 되어 있었다. 그가 공청회장에 들어서려고 할 때, 사복 경찰이 그를 체포해 수갑을 채운 채 교도소로 끌고 갔다. 이것이 바로 레이어트릴 밀수에 '공모' 했다

---

[*] 리처드슨 · 그리핀(Richardson and Griffin) 공저, 레이어트릴 재판의 역사(Laetrile Case Histories), p.85~86.

는 혐의에 대한 기나긴 연방 법정과의 싸움의 시작이었다. 리처드슨 박사는 밀수에 관여하지 않았다. 그러나 레이어트릴을 합법적으로 수입했다는 것을 증명하기 어려운 공급원으로부터 레이어트릴을 구입했던 것이다. 공급자들에게 수입 증명서를 요구하지 않았다는 이유로 그는 약품이 밀수되었음을 알고 있었다는 혐의를 받게 되었다. 그러므로 환자들을 위한 레이어트릴을 구입할 때 밀수자들과 '공모'했다는 것이다. 이런 어처구니없는 논리에 따라 연방정부는 마침내 유죄 선고를 받아냈다. 이 공판이 진행되는 동안 FDA는 캘리포니아 의료감시 위원회에 다음과 같은 공문을 보냈다.

> "FDA는 리처드슨 박사가 법으로 금지되고, 과학적으로 근거가 없으며, 의학적으로 정당화할 수 없는 행위에 연루되었다고 생각합니다. 우리는 그런 행위가 비도덕적이고, 비전문적이라고 생각합니다. 효능이 입증되지 않은 이 치료법의 유통과 홍보를 계속하는 것은 대중에 대한 기만입니다. 특히 리처드슨 박사는 암환자들에게 무책임하고 위험한 조언을 했습니다. 수술을 받거나 방사선 치료를 받는 대신 레이어트릴 치료법을 권했습니다. 환자들이 이 조언을 따른다면 분명 잠재적인 재앙이 닥칠 것입니다. 이런 이유로 본 FDA는 의료감시 위원회에 리처드슨 박사의 의사 면허를 취소할 것을 정중히 권고합니다."*

---

* 1975년 7월 22일자 서신. FDA 국장 의학박사 J. 리처드 크론트 작성, 법률사무관 의학박사 칼 레벤설 서명, 그리핀의 사적인 편지 모음.

샌프란시스코에서 열린 의료감시 위원회의 공청회는 샌디에이고의 밀수 '공모' 관련 재판과 같은 시간에 열렸다. FDA에서 은밀히 양쪽에 손을 쓴 것이다. 리처드슨 박사가 참석했더라도 결과가 많이 달라지지는 않았겠지만, 법정에 출석해야 했던 박사는 공청회에서 자신을 방어할 수 없었다. 공청회는 마치 스탈린의 여론 조작용 공개 재판과도 같았다. 결과는 이미 정해져 있었고, 요식행위만 남아 있을 뿐이었다. 1976년 10월 28일, 의료감시 위원회는 다음과 같이 판결했다.

"피고인은 암 치료제로 레이어트릴과 판가믹산(비타민 B15)을 사용했다. 레이어트릴과 판가믹산은 영양학적으로 인간에게 필요하다고 인정되는 비타민이 아니다. 레이어트릴이 영양학적 가치를 가지고 있다고 알려진 바도 없으며, 자가 투여를 할 경우 심각한 위험을 초래할 수 있다. 피고인의 처방처럼 레이어트릴, 판가믹산, 비타민으로 암환자를 치료하는 것은 기존 의학계의 치료법을 배제한 선택이다. 이런 선택은 정상적인 의료 행위와는 매우 다른 행위라고 할 수 있고, …… 피고인 존 리처드슨 박사의 G-2848 의사 면허를 취소한다."*

리처드슨 박사는 결국 캘리포니아 올버니의 개인 병원을 폐쇄해야 했다. 그는 1988년 12월에 세상을 떠날 때까지 멕시코 티후아나 지역의 병원과 협력하면서 계속 암환자를 치료했다.

엄청난 위험을 감수했던 용기 있는 사람은 리처드슨 박사 외에도

---

* '존 리처드슨 박사의 혐의에 대한 판결', 의료품질보증위원회, 캘리포니아 주 의료품질협회, 1976년 10월 28일, p.4, 5, 11.

많다. 레이어트릴의 공동 발견자인 에른스트 크렙스 주니어 박사는 판가믹산(비타민 B15)을 항암 치료의 부가 요법으로 처방했다는 이유로 징역을 선고받았다. 컬리포니아 코비나 지역의 제임스 프리비테라 박사는 '레이어트릴 판매에 공모'했다는 혐의로 징역을 살았다. 또 다른 레이어트릴 지지자였던 캘리포니아 로마 린디 지역의 브루스 홀스테드 박사는 'ADS(아쿠아 델 솔)'라는 '증명되지 않은' 식물을 면역 체계 강화를 위해 사용했다는 이유로 의사 면허를 잃었다. 역시 레이어트릴 전문가인 네바다 리노의 더글라스 브로디 박사는 소득세 탈루 혐의로 복역했다. 그리고 앞에서 소개했던 오하이오 주 워싱턴 코트하우스 지역의 필립 빈젤 박사도 있다. 지금 이 책을 쓰는 시점에서 빈젤 박사가 의사 면허를 잃거나 형을 선고받지는 않았다. 하지만 그는 지난 10년 동안 대부분의 시간을 법정 싸움으로 보내야 했다. 이 전쟁은 끝나지 않았다.

앞에서 추악한 부정의 기록을 자세히 언급한 것은 이 의사들이 느꼈을 좌절감과 분노를 독자들도 경험할 수 있기를 희망했기 때문이다. 이에 대해 리처드슨 박사는 다음과 같이 말했다.

"가정과 생활이 안정된 평범한 사람, 세금으로 월급을 받는 수백 명의 변호사들에게 참담한 공격을 받아 보지 않은 사람, 옳다고 믿는 일을 행한 것만으로 체포의 위협을 받아 보지 않은 평범한 사람들은 상처를 입은 곰의 마음을 이해할 수 없을 것이다. 나치 전범들은 전쟁이 끝나고 집단 학살로 기소되었다. 그들은 단지 명령을 따랐고, 나치 정부의 법에 복종했을 뿐이라는 논리로 자신들을 변호했다. 그러나 문명화된 세계는 외쳤다. '유죄!'

인간이라면 국가의 법보다 더 중요한 법을 따라야 한다. 한 나라의 법이 무고한 사람을 죽음으로 몰아넣을 것을 요구한다면 인간은 그 법을 거부하고 양심의 편에 서야 한다. 그렇지 않으면 그 사람은 전쟁 범죄로 교수형을 선고받은 나치 일당과 다를 바가 없다. 지금 레이어트릴을 둘러싼 전쟁에는 불합리한 행동을 정당화해 주는 전쟁의 광기조차 느껴지지 않는다. 그러나 지난 몇 년간 모든 전쟁의 사상자를 합친 것보다 암으로 불필요하게 죽어간 사람의 수가 더 많을 것이다.

미국인들은 얼마나 더 고통과 죽음을 겪어야 정부에 맞설 것인가? 얼마나 많은 의사들이 교도소로 들어가야 일반인들이 정부의 의료 규제가 부당하다고 생각할까? 워터게이트 같은 사건이 몇 번이나 더 일어나야 정부 부패의 심각성을 알게 될까? 인간은 권력에 의해 부패하기 마련이라는 것, 그러므로 정부 권력의 확대는 사회 문제의 해결책이 될 수 없다는 것을 언제쯤 깨닫게 될까?

저항의 정신이 확산되고 있다. 나에게 거대한 희망을 주는 상쾌한 느낌이 전해진다. 필요하면 혼자라도 맞서겠다는 결심이 선다. 그러나 지금 이 글을 마무리하며 역시 궁금하지 않을 수 없다. 세상에 나와 같은 생각을 하는 동지들은 어디에 있는가?"[*]

---

[*] 리처드슨·그리핀(Richardson and Griffin) 공저, 레이어트릴 재판의 역사(Laetrile Case Histories), p.114~115.

14
비타민 B17 처방에 반대하는 사람들

의료비 상승은 정통 의학의 암 치료법에 소요되는 엄청난 비용과 직접적으로 연관된다. 다시 말해 값싼 암 치료법이 등장하면 국가에 의한 의료법의 필요성은 획기적으로 줄어든다. 정치인과 관료들은 겉으로 의료비가 상승하는 데 대해 유감을 표명하지만 뒤돌아서서는 기뻐하고 있을 것이다. 이것이 정부의 의료보험 확대 법안을 정당화시켜 주기 때문이다.

그렇다면 '대체 누가, 왜 비타민 B17 처방을 막는 걸까?'

1971년, 존 리처드슨 박사는 이런 질문을 받고 나서 나와 함께 이 프로젝트를 시작했다. 지난 2년 반 동안 그 질문의 답을 찾으려는 연구가 이어졌고, 이 책은 그러한 노력의 결과물이다. 독자들이 읽은 내용의 반 이상은 '동기'의 문제에 대한 답을 찾으려는 시도였다. 이제 모든 정보를 하나로 모아 구체적인 결론을 내리려고 한다.

이 책 전체에 걸쳐 여러 번 강조했듯이 의료계와 제약업계, 연구소와 재단에 있는 사람들은 대부분 자기 일에 헌신하는 양심적인 개인들이다. 그들은 현행 제도의 제약 안에서 지금 하는 일이 인류에게 최고의 이익을 가져온다는 확신을 가지고 최선을 다하고 있다.

특히 대부분의 의사들이 그렇다. 그들은 영양학에 관한 교육을 거의 받지 못했다. 암의 영양막세포 이론에 대해 들어 본 적도 없으며, 레이어트릴을 사용해 볼 기회도 없었다. 공인된 의학 저널에서 비타민 요법에 관한 호의적인 비평을 읽어 본 적도 없다. '전문가'들이 주장하는 연구 결과의 신뢰성에 의문을 가질 이유도 없을 것이다. 이 사람들을 가장 혹독하게 비난하는 말이라고 해봤자 '비타민 요법에 대해 편향된 시각을 가지고 있다'는 정도에 불과하다.

편견을 가지고 있다는 이유로 이 집단만을 비난하기는 어렵다. 사실 편견이 전혀 없는 사람은 존재하지 않는 것이 진실에 더 가깝다. 우리 모두는 스스로 진실이라고 믿는 것에 편견을 가지고 있다. 그러나 과학자는 예술가나 정치가들보다 편견이 적을 것이라는 근거 없는 믿음이 은연중에 퍼져 있다. 과학자는 직업에서 기대되는 이미지처럼 객관적인 척하는 데 전문가일지도 모른다. 그러나 그들은 더도 아니고 덜도 아니고 우리 모두와 똑같이 많은 부분에서 편협한 모습을 보여준다. 비타민 요법에 대한 의사들의 편견은 이해할 만하다. 안타까운 일이기는 하지만 그들이 나쁘다고 할 수는 없다.

그 다음 동기로 넘어가면, 이제 확실히 선악의 명암이 교차하는 회색 영역이 시작된다. 그것은 바로 '이익'이라는 동기다.

이익 그 자체로는 좋다고도 나쁘다고도 할 수 없다. 이익을 획득하는 상황이 좋거나 나쁠 따름이다. 이익은 '보수'의 다른 이름이다. 예를 들면 '이익'이란 개인의 돈으로 위험한 곳에 투자한 대가로 주어지는 개인적인 보상이다. 그리고 강압이나 기만에 의한 보수가 정당하지 못한 것처럼, 사람을 협박하거나 속여서 얻는 이익은 정당하지 못한 것이다.

판매자가 얻는 이익이 공정하려면 구입자에게 사거나 사지 않거나 다른 판매자와 거래할 수 있는 선택의 자유가 있어야 한다. 판매자와 구입자, 임대인과 임차인의 자발적인 합의가 정직하게 이루어지면 규모와 상관없이 공정한 이익이 발생한다고 할 수 있다.

그러나 교환 과정에서 한 쪽이 특정한 조건이나 가격을 강요당했다면? 받아들일 수 없는 조건을 어쩔 수 없이 수용해야 했다면? 자유 시장의 경쟁을 벗어난 외부의 권력이 비즈니스에 제약을 가한다면? 이런 상황에서는 아무리 작은 이익이라 해도 강압이나 기만으로 모은 불공정한 이득으로 봐야 한다. 이런 행위가 정부에 의한 것이든 또는 무역 협회, 노동조합, 카르텔 혹은 범죄 조직이 그 배후에 있든 본질은 다르지 않다. 협박이나 기만으로 이득을 얻는 행위의 본질은 절도와 다르지 않다. 우리가 찾아낸 동기의 다음 항목은 이런 종류의 '이익'이다.

다국적 기업은 정책적으로 경쟁을 최소화하는 경영 방식을 채택하고 있다. 그 결과 소비자의 선택지는 줄어들고, 수요와 공급의 법칙에 따른 정상가보다 높은 가격을 강요당한다. 인위적으로 이론상의 '최대 이익'을 현실화하는 것이다. 기업 간의 이런 협약은 자유 경쟁을 제한하는 협정이다. 화학·제약 산업은 이런 자유 경쟁을 제한하는 방식을 처음으로 개척했고 여전히 활발하게 참여하고 있다. 이런 현실을 알아야 암 관련 의약외품의 치료를 반대하는 세력을 이해할 수 있다.

제약업계의 가격 조작은 여러 형태로 나타난다. 그중의 하나가 미국에서 제조한 의약품의 일부가 해외에서 더 저렴한 가격으로 팔리는 것이다. 미국에서 약을 만들었을지라도 미국 내에서 가격을 내리면 다른 기업과의 가격 담합을 어기게 되기 때문이다. 미국 의회 독과점 관리 분과위원회 의장인 게이롤드 넬슨 상원의원은 다음과 같이 지적했다.

"그렇습니다. 많은 국내 제약 회사들이 국내 도매상에 제품을 판매할 때, 사용처에 따라 다른 가격으로 판매합니다. 수출용으로 약을 구입하는 도매상은 같은 제품을 50%나 저렴하게 구매할 수 있습니다. 미국 소비자들에게 이것보다 더 분명하게 가격을 차별하는 사례는 찾아보기 힘들 겁니다."

카르텔 담합의 부산물은 인위적으로 부풀려진 가격뿐만이 아니다. 상품에 대한 선택지가 적다거나 대체품이 아예 없을 때는 상황이 더욱 심각하다. 특정 분야의 특정 상품에 대한 제조업체의 수를 제한하는 것 말고도(이것 역시 충분히 나쁘지만) 기득권을 가진 카르텔은 시장에서 새로운 상품을 완전히 제한한다. 더 이익이 많이 남는 기존의 상품을 충분히 활용하려는 것이다. 높은 등급의 가솔린을 낮은 등급의 석탄으로 만드는 수소 첨가 공정 기술을 없애 버린 스탠다드 오일과 쉘의 담합 배경에도 이런 논리가 숨어 있었다.

의료계에서도 이런 종류의 시장 조작이 나타난다. 설파제(Sulfa Drug, 설폰아마이드 작용기를 가진 합성 살균제)의 사용을 비도덕적으로 지연시킨 것이다. 리처드 새슐리는 다음과 같이 말했다.

"I.G. 파르벤은 이따금 새로운 상품이나 방식을 감춘다. 설파제는 그런 사례 중의 하나다. I.G. 파르벤의 파트너인 미국의 기업 카르텔은 현재의 안정된 시장에 안주하고 싶어 했고, 그래서 신제품 개발을 막았다. I.G. 파르벤은 생명을 구할 수 있는 약품을 전 세계의 대중으로부터 숨기고 있었던 것이다. 상품에 대한 독점 특허를 원했기 때문이다. 만약 설폰아마이드sulfonamide가 거대 독점 기업의 사무실에서 파묻혀 버리지 않았더라면, 가장 많은 이익을 남길 목적으로 출시 시점을 조절하기 위해 숨기지만 않았더라면 얼마나 많은 사람의 생명을 구할 수 있었을까? 이런 상상은 하는 것만으로도 고통스럽다."

의약 및 연구 산업의 엄청난 이익은 암 치료비가 늘어나면서 함께 증가했다. 제약 산업의 수입 대부분은 연방정부를 통해 들어오고, 정치적으로 보호 받는 개인과 기관의 주머니로 들어간다. 연간 150억 달러를 넘나드는 연방정부의 암 관련 예산이 있기에 부패 가능성은 심각하다. 크렙스 주니어 박사는 이렇게 지적했다.

"정부에 원시적인 형태의 뇌물을 주는 이유가 뭘까요? 정부와의 계약을 따내면 엄청난 이득이 보장됩니다. 보건 당국은 호프만 라로쉬Hoffman-LaRoche 사에 125만 달러짜리 5-FU 임상 연구를 독점으로 계약해 주었습니다. 독점 계약만 아니라면 다른 기업에서 같은 양의 화학 물질을 17,000달러에 생산할 수 있습니다."*

암환자들의 '선택의 자유'를 가로막는 힘을 이해하려면, 다음과 같은 부분을 간과하면 안 된다.

세상에는 정치적인 야망을 가진 자들이 아주 많다. 다른 사람들에게 끼치는 영향력과 권력을 확대할 수만 있다면 이들은 무슨 짓이든 한다. 암 관련 문제는 그들이 정치적으로 사용하기에 딱 좋은 맞춤형 안건

---

* 크렙스 주니어가 에드워드 그리핀에게 보내는 편지. 1972년 12월 26일, 그리핀의 사적인 편지 모음

이다. 그들이 이 위기를 만들어 낸 것은 아니지만, 이를 해결하는 과정에서 유권자들의 마음을 얻기 위해 거짓말과 술책에 노골적으로 집착한다. 정부 권력의 구조에서 자신들의 자리를 단단히 굳히려는 것이다.

정부가 점점 덩치를 키우고 억압적으로 변하면서 들썩이는 시민 여론을 잠재우기 위한 홍보용 토막 기사가 필요하게 된다. 경멸스러운 독재자들은 어떻게든 대중들이 비타민 B17에 대해 알게 되는 것을 막으려고 한다. 떠들썩하게 '암과의 전쟁'을 선포하며 수십억 달러를 허비해야 하므로, 대중들이 비타민 B17의 진실을 알면 안 되는 것이다. 탁월한 효능의 암 치료제가 정부에서 주도한 암과의 전쟁에서 승리한 결과라고 선전하는 것이 그들의 목표다. 그러면 대중들은 정부를 의료계의 합리적인 해결사로 받아들일 것이다. 심지어 '독재에 감사하라'는 논리에 설득을 당할지도 모른다.

미국인들은 이미 다른 국가에서 유사한 의료보험 제도를 시행했을 때의 재앙과 같은 결과를 보았다. 그렇기 때문에 지금까지는 정부의 의료보험 제도를 받아들이는 데 소극적이었다. 그러나 의료비 상승으로 인해 의료보험에 관한 국민들의 거부 반응은 약화되고 있다. 의료비 상승은 정통 의학의 암 치료법에 소요되는 엄청난 비용과 직접적으로 연관된다. 다시 말해 값싼 암 치료법이 등장하면 국가에 의한 의료법의 필요성은 획기적으로 줄어든다. 아마도 '의료'라는 중요한 분야에 정부가 개입할 수 있는 여지는 거의 남지 않게 될 것이다. 정치인들과 관료들은 겉으로 의료비가 상승하는 데 대해 유감을 표명하지만 뒤돌아서서는 기뻐하고 있을 것이다. 이것이 정부의 의료보험 확대 법안을 정당화시켜 주기 때문이다.

캘리포니아 주 출신 하원의원 존 슈미츠는 1971년 10월 27일 자신의 선거구 유권자들에게 특별 보고서를 배포했다.

"올해 초 의회에서 에드워드 케네디 상원의원은 '암 정복법'이라는 거창한 이름이 붙은 법안(S.34)을 대대적으로 소개했다. 이 법안에서 암을 정복하는 공식은 매우 간단해서 진부할 정도다. 엄청난 돈을 들여 새로운 연방 기관을 설립하는 것이다. '암 정복법'에 대한 반대는 곧 암을 호의적으로 받아들이는 것으로 간주될 것이라고 생각한 닉슨 대통령은 자신만의 '암 정복법'을 만들기로 했다. 핵심적인 부분은 케네디 상원의원의 법안과 다를 바가 없었다. 굳이 다른 점을 찾자면 번호뿐이었다(S.1828). 이 법안은 70 대 1이라는 일방적인 표결로 상원을 통과했다. 정부가 의료계에 영향을 미칠 수 있는 '탄탄대로'가 열린 것이다. 미국 암학회는 「뉴욕 타임스」와 워싱턴 지역 신문에 전면 광고를 내면서 '이 법안에 반대한 사람은 암에 대한 전문 지식이 없다'고 진술하는 뻔뻔함의 극치를 보여주었다. 내 서류철은 케네디 의원과 닉슨의 억지를 반대하는 문서들로 터질 지경이다. 전국의 저명한 과학자, 의사, 암 연구원들이 보낸 글이며, 그중에는 의료계에서 노벨상을 네 번 받은 것이나 다름없는 인사가 서명한 것도 포함되어 있다. …… 정부 기관의 지나친 확대는 암의 원인과 치료법을 밝혀내는 데 도움이 되지 않는다. 또한 암 분야 전문가들의 선입견을 고정시킴으로써 연구를 방해할 가능성이 더 크다."

이 가망 없는 암 연구 프로젝트에 엄청난 세금이 허비되었다. 미국인들은 '위기'를 극복하기 위한 시도라고 하면 어떤 부조리도 참아 주는 경향이 있다. 베트남의 '위기', 중동의 '위기', 환경 '위기', 에너지

'위기' 등 다양한 위기는 조종하는 사람의 상상력과 조종을 당하는 사람의 순진함이 만들어 내는 결과다. 각각의 '위기'는 지갑과 자유에 대한 침해를 기꺼이 수용하라는 전주곡이 되어 대중들의 마음에 뿌리를 내린다.

1973년 8월, 닉슨 대통령은 암과의 전쟁 '5개년 계획'을 발표했다. 비슷한 문제에 대한 옛 소련의 방식을 연상하지 않을 수 없다. 어떤 위기에 대해 몇 개년 계획을 발표하는 것은 '위기'가 일상화되었다는 선언이며, 문제를 해결하지 '못할 것'이라는 보장과도 같다. 그때부터 실패할 때마다 목표 수정이 있었고, 정부의 권한은 더욱 확대되어 새로운 5개년 계획이 발표되었다. 슈미츠 상원의원이 특별 보고서에서 말하려 했던 것은 '암 정복법'이 앞으로도 계속해서 엄청난 세금을 허비하도록 만드는 구실이라는 점이다.

여기서 지겹더라도 다시 한 번 말해 두어야겠다. 정부의 권력이 확대되면 독점 기업과 담합을 하게 되어 있다. 카르텔 내부 인사들과 정경 유착 세력, 겉으로는 박애주의적인 UN의 후원자들은 세계 정부를 목표로 하고 있다. 이런 사실을 모르는 대부분의 미국인들은 진심으로 세계 평화와 인류애를 꿈꾸지만 그것은 진짜 현실이 아니다.

카르텔과 다국적 기업이 행하는 모든 일은 두 가지 목표의 성취와 연관되어 있다. 첫째는 자신들과 자신들을 통제하는 세력을 위해 더 큰 부를 만들어 내는 것, 두 번째는 진정한 세계 정부를 향해 정치권력을 결집시키는 것, 그리고 완성된 세계 정부를 배후에서 조종하는 것이다.

정치와 산업계의 리더들이 미래를 계획할 때, 의식적으로 수많은 사람들의 고통을 추구하지 않았다는 사실은 자명하다. 어떤 사람은 건강을 해쳐 가면서 가족의 얼굴도 보지도 못할 정도로 바쁘게 일한다.

그가 결국 사랑하는 아내를 잃거나 생명을 잃게 된다 해도 처음부터 목표했던 일은 아니라는 것이다.

마찬가지로 정·재계 인사들 모두가 레이어트릴이나 비타민 치료법을 반대하기로 단단히 마음먹은 국제 깡패 집단이라는 것은 아니다. 그들이 생명을 구할 수 있는 연구를 중단시켜서 의식적으로 대량 학살을 시도한 것은 분명 아니다. 단지 이전부터 견지해 왔던 경제적, 정치적 목표를 위한 정책의 결과로 레이어트릴을 탄압하게 된 것이다.

그들의 조직과 기관은 이익에 장애가 되는 것이라면 무엇에든 반사적으로 대응한다. 그래서 매년 수백만 명의 삶을 앗아가는 암의 수렁에서 빠져나오지 못하고 있는 것이다. 사실 그 선두에 서서 반대하던 사람조차 암의 수렁에 빠지기도 한다. 예를 들어, 윈스롭 록펠러도 1973년에 암으로 사망했다. 작은 위안으로 삼을 만한 일이다.

정·재계의 최고위층 인사들이 종종 암으로 사망한다는 사실은 레이어트릴에 대한 반대가 구체적인 이익의 충돌이라기보다는 일반적인 현상이라는 결론을 지탱해 주는 강력한 증거가 된다. 그러므로 정치, 경제적 이유로 레이어트릴 연구와 개발을 막아 온 사람들이 시민들을 고통과 죽음으로 내몰려는 목적을 가지고 있지 않다는 사실을 이해해야 한다. 단지 자신들의 정치, 경제적 권력을 어떻게든 확장하려는 생각뿐이었다. 그 과정에서 방해가 되는 것들은 '무엇이든' 파괴해야 했던 것이다. 레이어트릴 역시 그런 방해물들 중의 하나였는데, 이유는 다음과 같다.

첫째, 영양학적 개념은 제약 산업에 있어서 증오의 대상이었다.
둘째, 레이트릴이 자유 기업 체제의 산물이라는 점은 큰 정부의 관료주의적 관점에서 모욕적이었다.

셋째, 암 문제에 대한 최종 해결책은 대부분의 방사선 치료 산업과 현재 실행되고 있는 대부분의 수술을 대체하는 것은 물론 거대 암 연구 산업을 종식시킬 것이다. 이 분야에서 수입을 잃게 되면 천문학적인 암 관련 기금과 연구원들은 실직하게 될 것이다.

넷째, 국가의 의료보험 법안에서 암이 사라지게 되면 매년 의료보험 관련 비용은 획기적으로 줄어들 것이다. 그러면 현재의 의료보험 제도에 대한 정치적 추진력은 사라질 것이다.

이런 이유들 때문에 레이어트릴은 기득권자들에게 방해가 되었던 것이다. 돌이켜 생각해 보면 다른 여지가 없다는 결론에 도달한다. 암의 궁극적인 치료를 제지하려는 '구체적인' 음모는 없지만, 동일한 결과를 초래하는 '일반적인' 음모는 분명 존재한다는 것이다.

암 분야에 있어서 제한적 또는 구체적인 음모라는 말을 좀 더 정확하게 이해하기 위해서 긴 실린더를 상상해 보자. 이 실린더는 서로 경쟁하거나 겹치거나 변화의 과정을 겪는 다양한 이익 집단의 집합체를 나타낸다. 이들은 자유 경쟁을 최소화하는 정부 권력을 활용해서 개인의 부와 권력을 강화하려는 공통의 목적을 가지고 하나로 뭉친다. 이 실린더에는 많은 단층이 있다. 사실 이 실린더에는 거의 모든 차원의 인간 활동이 들어 있다고 봐도 무방하다. 은행 업무, 상업, 산업, 의료계, 교육계, 법조계, 정계 등 어렵지 않게 많은 예를 찾을 수 있다. 내 연구는 그 실린더에서 한 단면만을 관찰하는 것이었다. 먼저 의료계라는 넓은 단층에 도달해서 암이라는 하나의 단면만을 분리해냈다. 그리고 불행한 일이지만 이 단면에서 드러난 모든 것은 다른 단면에서도 동일하게 나타날 것이다.

따라서 구체적, 제한적인 음모와 일반적, 포괄적인 음모가 둘 다 존재한다는 것은 진실에 가깝다. 다른 분야와 마찬가지로 암 분야에서 공모자들의 의도적인 목표는 고통, 속박, 죽음을 만들어 내는 것에 있지 않다. 그들은 부와 권력을 확장하는 데에만 관심이 있을 뿐이다. 권력의 정점에 있는 무자비한 리더들이 자신의 행동으로 인한 결과를 신중히 생각해 보려고 멈추는 일은 거의 없다. 그저 소속된 조직의 관성에 휩쓸려 정신없이 흘러간 것이다. 계속 함께하는 이들은 보상을 주지만 뒤처지면 속도에 깔려버리고 마는 것이다.

'음모'는 생명력이 있고, 자기 증식을 하는 유기체와도 같다. 마치 기생 식물처럼 자신의 일부가 아닌 사람들을 뜯어먹으며 생존한다. 그것은 정부의 흡인 촉수가 되어 우리의 자유와 노동력도 갉아먹는다. 음모가 우리를 파괴하기 전에 중단시켜야만 한다.

이러한 치명적인 손아귀에서 벗어날 수 있게 할 강력한 힘은 무엇인가? 더 늦기 전에 무엇으로 이 기생충을 죽일 수 있을까? 우리에겐 그런 힘이 있다. 바로 여론의 힘이다. 이제껏 바라보기만 하던 시민들이 분연히 들고 일어나서 용감한 리더를 내세워 결집하면 그 어떤 정치적인 힘도, 군사적인 힘도 막아낼 수 없다. 심지어 독재자들도 여론의 힘은 두려워한다.

풀뿌리 반발 운동은 이미 일어나고 있다. 비타민 B17의 효능에 대한 생생한 증언을 들려주는 수많은 암환자들이 있다. 그리고 FDA의 발표와는 정반대로 진정한 영양학적 가치를 발견한 사람들 또한 수십만 명이나 된다. 워터게이트 사건, 화이트워터 스캔들을 겪으면서 수많은 시민들이 정치인들은 믿을 수 없고, 믿어서도 안 된다는 것을 깨닫게 되었다. 우리는 이제 보스턴 티 파티 정도는 어린아이 장난처럼 느껴질 정도의 규모로 정부를 향해 공개적으로 저항해야 할 시점에 도달했다. 다른 식으로 이 문제를 풀어 가기에는 이미 늦고 말았다. 우리는 기차역에 멈춰 서 있다. 과학적 믿음과 개인의 명예를 중요하게 여기는 사람들은 여기서 탑승할 것인지, 아니면 기차를 놓칠 것인지를 선택해야 한다. 이 기차는 우리가 올라타든 안 타든 역사와 함께 정해진 길을 갈 것이다.

15
암 없는 세상을 위하여

당신과 당신의 가족은 암으로부터 안전해질 수 있다. 하지만 그것은 다른 누군가가 당신이 이 사실을 알게 되기까지 목숨을 걸고 노력했기 때문이다. 당신이 다른 사람들을 위해 해야 할 일은 그에 비하면 작은 것이다.

'정통 의학의 암 치료법보다는 부두교의 흑마술이 낫다'는 말이 있다. 흑마술이 환자들을 낫게 하지는 못하더라도 최소한 방사선 치료의 치명적인 부작용과 화학 약품 중독으로 인한 고통을 안겨 주지는 않기 때문이다. 우리는 지금 과거의 원시적인 의료 행위가 어떻게 이루어졌는지를 알면 경악한다. 그렇듯 미래 세대는 우리 세대를 돌아보면서 '과학적 의료 행위'라는 현재의 무의미한 절개, 세포를 태우는 방사선 치료, 약물 과다 사용으로 인한 중독을 알고 얼굴을 찡그릴 것이다.

비타민 B17을 지지하는 사람들은 암의 발병 원인 및 치료법과 관련해서 인간은 자연의 시스템에 대해 알아야 할 것이 많다고 말한다. 그리고 지속적으로 관심을 가지고 연구해야 한다는 진실을 처음으로 인정한 사람들이다.

먼저, 경험 많은 의사들은 음식에 들어 있는 비타민 B17이 가공된 형태의 비타민보다 효과가 좋을 것이라고 생각한다. 물론 자연 상태의 비타민을 섭취하는 것이 가장 좋지만, 이미 진행된 암 치료에 효과가 있을 정도로 다량의 비타민을 음식에서 섭취하는 것은 불가능에 가깝다. 결국 환자가 빠른 시간 내에 다량의 투여를 받아야 할 경우, 의사는 비타민 B17을 고도로 농축, 정제해서 주입할 수 있는 약물을 필요로 한다. 그러나 약물 제조 과정에서 자연 상태의 비타민 B17에 존재하는 미량의 물질이 제거될 가능성이 있다. 이 미량의 물질에는 직접적인 항암 효과가 있거나 비타민 B17에 직접 작용하거나 신체의 다른 시스템을 작동시키는 방식으로 비타민을 더욱 효과적으로 기능하도록 하는 촉매제 역할을 한다는 가설이 있다.

다수의 영양학자들도 음식에서 얻을 수 있는 자연 비타민에는 인공으로 합성한 비타민에는 없는 미량의 물질이 포함되어 있어서 효과가 더 뛰어나다고 믿는다. 이렇듯 자연 상태의 비타민 B17은 점점 더 신뢰를 얻고 있다.*

비타민 B17에 대한 기본적인 진실이 일찍이 드러났다고는 해도 아직 미지의 영역으로 남아 있는 부분이 많다. 레이어트릴 지지자들은 추가적인 연구가 필요하다는 것을 겸허하게 인정한다.

암 치료법을 둘러싼 의학적 논쟁은 늘 있어 왔다. 앤드류 아이비 Andrew Ivy 박사가 찾아낸 '크레바이오젠Krebiozen'이라 불리는 화합물과 1920년 해리 학시Harry Hoxsey 박사가 개발한 '학시 치료법Hoxsey Treatment'과 관련된 논쟁은 일반 대중에게도 널리 알려져 있다.

---

*만약 FDA의 규제가 최근의 추세로 계속된다면, 자연 상태의 비타민이 합성된 비타민보다 우수하다고 주장하거나 심지어 그런 뜻을 내비치는 것만으로도 위법 행위가 될 것이다. 인공 비타민, 자연 비타민이라는 제조 관련 정보를 라벨에 표기하는 것조차 금지할 지도 모른다. FDA는 진실 된 상품 정보 표기도 위법이라 선언하려 하는가?

이런 사례와 레이어트릴 논쟁의 다른 점은 약물 제조법이 비밀에 부쳐지지 않았다는 것이다. 레이어트릴의 화학적 구성과 작용은 공개적으로 설명되었고, 관심을 표하는 사람은 누구든지 정보를 공유할 수 있었다. 제조하는 사람들은 특허권을 챙기려 하지 않았고, 개발자에게 돌아가는 이익도 없었다. 크렙스 주니어 박사는 레이어트릴의 특허권에는 관심이 없었고, 제조 방식에 대해 대가를 받은 적도 없으며, 레이어트릴을 제조하겠다는 사람이면 누구와도 기술적 지식을 공유했다. 그의 기본적인 태도는 '레이어트릴은 인류의 자산'이라는 것이었다.

따라서 레이어트릴에 관한 논란의 중요한 측면은 레이어트릴이 각광을 받아도 연구자들이나 지지자들에게 돌아가는 이익이 없었다는 점이다. 반대로 레이어트릴을 폄하하는 사람들은 잃을 것이 많다. 레이어트릴은 FDA로 인해 불가피하게 지하 경제로 들어갔다. 그래서 제조, 유통하는 사람들이 엄청난 이윤을 얻고 있다는 사실은 인정해야 한다. 그러나 발각될 경우 처벌의 위험을 감수하면서 일하는 사람들이 거기에 합당한 이익을 얻어야 하는 것은 당연한 일이다.

여론이 레이어트릴의 합법화를 이끌어 내면 레이어트릴 가격은 급락할 것이다. 그 후에는 비타민 B17이 암환자들을 치료할 수 있도록 다양한 농축 형태로 제조되는 몇 년간의 전환기가 있을 것이다. 여기서도 상당한 수익을 낼 수 있겠지만, 특정한 제조업체에 특혜를 주는 정부 규제가 없다면 이 분야에 관심을 갖는 회사는 늘어날 것이다. 그리고 그에 따른 경쟁이 주입 가능한 형태의 비타민 B17의 가격을 더 낮출 것이다. 아마도 현재의 10분의 1 수준으로 낮아질 수 있을 것으로 보인다. 함유량이 낮은 일상적으로 먹는 알약은 다른 비타민 가격 수준까지 떨어질 것이다.

그러나 무엇보다 고무적인 사실은 정부에서 레이어트릴의 공급을 전면 통제하는 데 성공한다고 해도 건강을 유지하는 데 필요한 비타민 B17은 적절한 식단을 통해 합법적으로 얻을 수 있다는 것이다. 비타민 B17은 살구, 복숭아, 자두, 천도복숭아, 체리, 산딸기, 사과 씨에 풍부하게 들어 있으며, 리마 콩(강낭콩의 일종), 콩나물, 수수 등 다른 식품에서도 발견된다. 식단에 더욱 신경을 써야 하겠지만 정부가 국민 모두를 가두지 않고서는 이를 막을 수 없을 것이다.

일단 비타민 B17의 이야기가 널리 알려지고, 이 비타민을 함유한 씨앗이 식단에 일상적으로 곁들여지게 되면 암과의 전쟁은 마침내 승리로 끝날 것이다. 불행히도 이 전쟁에는 많은 사상자가 따를 것이다. 진실을 너무 늦게 알게 된 사람들이다. 무덤 가장자리까지 갔다가 신의 자비로움으로 잠시 돌아오더라도 수술과 방사선 치료에서 얻은 흉한 상처를 남은 삶 동안 안고 가야 한다. 비타민 B17은 이런 환자들에게 고통은 덜어 줄 수 있지만 신체를 완전히 건강한 상태로 되돌려 줄 수는 없다. 좀 더 운이 좋아 일찍 레이어트릴 치료를 받고 표준 치료의 위험을 벗어난 사람들은 평범하고 생산적인 삶으로 돌아가 남은 수명을 살 수 있을 것이다. 어떤 경우든 건강 상태를 유지하기 위해서 일정량의 비타민 B17을 평생 투여해야 한다. 신체대사에서 한 번 무너졌던 약한 곳이 생기면 또다시 같은 자리가 붕괴될 위험이 있고, 지속적인 유지 치료를 통해 그것을 막아야 한다. 그렇게 된다면 암으로 인해 혹독한 고통을 겪었던 세대와 함께 20세기 거대 의료 위기의 마지막 흔적은 역사 속으로 사라지게 될 것이다.

그러나 생물학적 암이 아닌 다른 암은 어떻게 할 것인가? '전체주의'라는 종양은 정치의 신체로 퍼져 그 본질을 파괴하고 있다. 우리와 우리의 후손들이 비타민 B17로 생물학적인 암을 이겨낸다고 하더라도 정치적인 암이 사라지 않으면 건강해진 몸으로 더 생산적인 노예 생활을 하게 될 뿐이다.

암과 전체주의 사이에는 많은 공통점이 있다. 먼저 정부는 영양막세포와 비슷하다. 우리 몸의 영양막세포와 마찬가지로 정부는 당연하고도 필요한 존재다. 역사상 정부 없이 태어난 문명은 없으며, 일반 시민의 생활에서 중요한 부분을 차지하기도 한다.

그러나 영양막세포와 마찬가지로 정부가 과도하게 커져서 문명 그 자체를 파괴하는 일이 없도록 주기적인 점검이 필요하다. 과거 모든 문명이 소멸한 과정은 두 가지로 나뉜다. 첫째는 물리적 충격에 의해, 즉 군사력이나 외부 침략에 의해 빠르게 멸망하는 것이다. 둘째는 내부적으로 '정부'라는 영양막세포가 비대해져서 신체의 모든 것을 소비하게 만드는 바람에 암과 같은 느린 죽음을 맞이하는 경우다. 그 결과 문명과 문명의 암적 존재인 거대 정부는 같은 묘지에 묻히게 된 것이다.

생물학적인 용어로 영양막세포는 췌장 효소의 내부 작용과 비타민 B17의 외부 작용으로 확인할 수 있다. 둘 중 하나라도 부족하면 신체 건강에 위협이 된다. 둘 다 취약하면 영양막세포가 자라나는 비극적인 결과는 확실해진다. 이것을 사회에 적용해 보면 정부는 삼권분립 제도 등 헌법을 보호하기 위한 '권력의 견제와 균형'이라는 내부 작용의 점검을 받아야 한다. 투표로 선출된 대표자들에 대한 '대중의 감시와 경계'라는 외부 작용의 제한도 따른다. 둘 중 하나가 부족하면 문명은 위험해진다. 둘 다 취약하면 정부는 비대해지고, 문명은 죽음을 맞이하게 된다.

이런 비유는 대단히 충격적이다. 우리의 내부적, 외부적 방어기제가 둘 다 나쁜 상태에 있다는 것은 분명하다. 내부적으로 연방정부의 중앙집권주의를 규제하는 헌법이 존재한다. 그러나 헌법을 수호해야 할 대법원에서 헌법에 반하는 판결을 내린다. 또 외부적 방어기제인 대중도 제 역할을 하지 못하고 있다. 이들은 정부의 손가락에 좌우되는 '집단주의'라는 눈부신 펜던트의 최면에 걸린 것처럼 정부의 확대를 바라만 보고 있다. '전체주의'라는 영양막세포는 이렇게 날뛰고 있다.

우리의 문명은 구원을 받을 수 있을까? 아니면 이미 암이 너무 진행되어 버린 것일까? 모든 암환자들이 진단을 받는 즉시 묻는 질문이 이것이다. 그리고 답은 항상 같다.

'치료해 보기 전까지는 알 수가 없습니다.'

최대한 정직하게 말하면 전망은 좋아 보이지 않는다. 질병은 매우 많이 진행된 데다 지금 상태로는 멈출 기미도 보이지 않는다. 우리에게 남은 암세포를 공격할 방법은 가능한 한 신속히 자연의 방어기제를 구축하기 시작하는 것이다. 특히나 선출된 대표들에 대한 '대중의 감시와 경계'라는 외부 작용을 보완해야 한다. '헌법 보호'라는 원칙을 다시 세우는 내부적 과제는 좀 더 오래 걸리겠지만, 외부적 과제를 잘 수행하면 자연스러운 결과로 따라올 수 있다.

'공론의 환기'라는 비타민을 제조함으로써 '정치'라는 신체에 가능한 한 대량으로 신속히 주입하는 것이 지금 우리에게 반드시 필요한 과제다. 종양 자체에는 다량의 투여가 필요하다. 즉 연방정부, 특히 FDA가 이 물질의 주입을 강력히 느껴봐야 한다. 악성 종양만을 죽이는 선택적 독극물을 투여하는 것이다.

구체적으로 말하자면 FDA는 적당한 규모로 축소되어야 한다. 시민에게 봉사하는 정부가 시민이 먹을 약품과 식품을 결정할 권한을 가진다는 것은 어불성설이다. 이 분야에서 정부가 유일하게 가져야 할 법적 권한이 있다면 상표와 포장을 단속해서 대중이 무엇을 구매해야 하는지를 정확하게 알 수 있도록 하는 것뿐이다. 정부는 위험한 내용물에 대해 그 사실을 성분표에 정확하게 표기할 것을 강제할 권한은 있지만 금지할 권한은 없어야 한다. 다시 말해 사람들에게 사실을 알려 주고 결정은 개인이 하도록 FDA가 현재 가지고 있는 권한의 90%를 없애야 한다!

1차로 FDA를 축소하여 종양이 시들기 시작하면 '여론'이라는 우리의 비타민을 '의회'라는 혈류에 주사함으로써 정부의 다른 기관도 자유롭게 순환할 수 있도록 해야 한다. 다른 정부 기관도 FDA와 마찬가지로 '독재'라는 악성 종양으로 인해 벌집이 되어 가고 있다.

충분한 노력과 희생이 있다면 환자는 구원받을 수 있다. 그러나 우리의 자유가 완전히 회복될 수 있느냐 없느냐는 또 다른 문제다. 아마 거기까지는 불가능할 것이다. 집단주의의 암은 이미 진행이 심화되어 완벽한 회복이 되기에는 너무 큰 손상을 남겼다. 우리 시민들은 완벽한 자유 회복의 전제 조건인 독립과 자기 통제의 정신을 잃어버렸다. 이들은 정부 보조금, 복지기금, 건강보험, 은퇴연금, 실업급여, 저소득층용 식료품 할인 구매권, 세금 지원 대출, 가격 유지 제도, 최저 임금법, 국립학교, 대중교통, 연방 주택관리 등 다양한 제도에 의존하면서 나약해졌다.

미국 시민이 자발적으로 이것들을 포기하도록 기대하는 것은 현실적으로 무리일 것이다. 장기적으로 봐서 시스템에도 시민들에게도 이를 포기하는 것이 득이라는 것을 알게 되더라도 눈앞의 이익을 포기하는 것은 쉽지 않을 것이다.

오늘날 미국의 상황은 이미 200년 전 프랑스 철학자 토크빌에 의해 확실히 예견되었다. 우리 정부 초기에 이미 중앙집권의 씨앗이 뿌려진 것을 보면서 지금 자부심을 느끼는 독립적인 미국인들도 시간이 흐르면서 정부가 일상에 개입하는 것을 보게 될 것이라고 토크빌은 예언했다. 그 개입은 또 다른 반란을 불러올 '폭정'이 아니라 친절하고 온정주의적인 국가가 주는 '수혜'라서 누구나 받아들일 것이라고 말하며 그는 다음과 같이 썼다.

"인간의 자유 의지가 산산조각으로 박살나서 없어지지는 않을 것이다. 그러나 약화되고 타협하고, 정부에 의해 방향이 정해질 것이다. 정부가 어떤 행동을 하라고 강제하지는 않겠지만 어떤 행동을 하면 안 되는지 지속적으로 통제를 받게 될 것이다. 권력은 인간을 파괴하지는 않지만 진정한 자신의 존재를 망각하게 한다. 폭압을 행사하지는 않지만 인간을 압박하고, 무기력하게 만들고, 열정의 불을 꺼 버리고, 무감각하게 만든다. 이윽고 국민은 소심하고 부지런한 짐승 무리처럼 되고, 정부는 양치기로 군림할 때까지 개입을 계속할 것이다."[*]

오래전에 쓰인 이 글을 읽으면서 오늘날 록펠러 재단을 있게 한 천재 프레드 게이츠의 말을 인용하지 않을 수 없다.

"우리의 꿈이 이루어진다면 우리는 무한한 자원을 갖게 될 것이고, 사람들은 자신들을 주무르는 우리의 손아귀에 스스로를 맡기고 완

---

[*] 알렉시스 드 토크빌(Alexis de Tocqueville), 미국의 민주주의(Democracy in America), 2권, 알프레드 노프, 1945년, p.291.

벽히 순응할 것이다."

'집단주의'라는 암의 진행은 멈출 수 있지만 이미 손상된 부분을 복구할 수는 없다. 고도의 정치적 건강과 활기를 띠는 수준으로 우리의 문명이 회복될 수 있다고 해도 여전히 상처와 흉터를 끌어안고 살아가야 한다.

그러나 비관만 할 필요는 없다. 보통의 암환자들이 그렇듯이 결국에는 상황이 더 나빠질 수도 있다는 사실을 깨닫게 될 것이다. 다시는 과거의 생명력을 찾을 수 없다는 것을 한탄하는 대신 삶을 되찾을 수 있다는 기회에 기뻐하자. 조지 오웰의 『1984』에서 묘사된 둔하고 단조로운 집단 안에서 생명이 없는 존재로 살아가는 대신 자유를 추구할 수 있는 지금의 기회를 신에게 감사드려야 한다. 절망하고 포기하여 고통의 진행이 신체를 유린하도록 맡기지 말고, 그 어떤 기회에라도 뛰어들어 전체주의의 종양을 고립시키고, 암 덩어리의 확산을 막을 수 있는 자연의 방어기제를 다시 구축해야 한다. 이 기회를 흘려보내는 것은 부당하고 어리석은 일이다.

그러니 구체적인 부분으로 들어가 보자. 세상의 모든 미사여구를 동원한 주장도 손에 잡히는 현실적인 활동 계획이 없다면 쓸모가 없다. 활동 계획의 주요 특성을 요약하며 이 글을 마무리하려고 한다.

앞서 말했듯이 FDA는 적당한 규모로 축소되어야 한다. 어쩌면 아예 폐지하는 것이 나을지도 모른다. FDA의 기능이 단순히 성분표와 포장이 사실과 일치한다는 것을 보장하는 정도라면 기준, 무게, 측정과 관련된 다른 기관이 그 업무를 처리하지 못할 이유도 없다.

FDA 기능의 축소는 탈리도마이드 기형아와 같은 또 다른 약품의 비극을 낳게 되지 않을까? 물론 그렇지 않다. FDA에 성분표를 감독할 권한이 있었다고 가정해 보자. 그래서 탈리도마이드Thalidomide에 '이 약품은 잠재적인 임신 가능성이 있는 여성에게 위험하며, 기형아 출산의 확률이 있다.'라고 표기되어 있었다면?

탈리도마이드는 의사 면허가 있는 사람의 처방전이 있어야만 구입할 수 있다. 어떤 의사도 이 경고를 무시한 채로 생각 없이 가임기 여성에게 이 약을 처방하지는 않을 것이다. 그러나 이런 판단은 법적인 규제가 아니라 사실에 대한 완벽한 지식으로부터 비롯되는 것이며, 그것이 올바른 방식이다.

탈리도마이드는 엄청난 대중적 관심을 받았지만, 수백 종의 다른 약품들도 각각의 위험성이 있다는 점에서 탈리도마이드와 다를 것이 없다. 하나가 금지된다면 전부가 금지 약물이 되어야 할 것이다. 그러나 우리의 건강을 지키기 위해 FDA에 약품을 금지하는 권력을 부여할 필요는 없다. 정직한 성분 표시면 충분하다. 「워싱턴 포스트」의 논객인 니콜라스 본 호프만Nicholas von Hoffman은 다음과 같은 기사를 썼을 때, 이 점을 분명히 했다.

"FDA가 화합물의 판매를 금지하거나 규제할 수 있는 권한이 대중을 보호하는 데 효과가 있었다는 것을 증명하기는 매우 어렵다. 심지어 탈리도마이드처럼 유명한 사건에서도 임신한 여성에게 그 약품을 복용하면 태아가 위험해진다는 사실을 알려 주는 것이 중요했다. 적절한 성분 표시를 해서 의사와 환자가 의약품의 성분에 대해 제대로 경고를 받을 수 있도록 하는 권한은 필요한 기능이다. 그러나 약품 사용을 금지하거나 연구를 중단시키는 권력을 정부가 가져야 할 이유가 무엇인가? 우리를 보호하기 위해서? 우리는 정부의 피보호자가 아니다. 우리는 시민이다."

이런 생각은 호프만 한 사람만 했던 것이 아니다. 「뉴스위크」에 기고한 밀튼 프리드먼Milton Friedman의 생각은 다음과 같다.

"1962년의 식품, 의약품, 화장품 관련법 개정안은 철회되어야 한다. 이 법은 넓게 보아 득보다는 실이 되고 있다. FDA 공무원들은 이 법을 준수한다는 명목으로 무고한 사람들을 죽음으로 몰아넣고 있다. 현재의 여론 분위기로 보아서는 이런 결론은 사람들에게 충격적일 수 있다. 모성애나 애플파이가 나쁘다고 공격하는 헛소리처럼 들릴 것이다. 하지만 이 주장이 충격적이라고 해서 옳지 않은 것은 아니다. 더 많은 연구 결과가 누적되면 'FDA는 폐지되어야 한다'는 더욱 충격적인 결론이 논리적으로 정당화될 것이라고 믿는다."

FDA를 폐지한다? 그렇다면 누가 식품과 의약품 제조 공정의 기준을 마련할 것인가? 하지만 언제부터 자유 시민이 위생에 관해 정부의 조언을 들어야 했는가?

이제까지 FDA의 식품·의약품 위생 분야의 성적은 절대 탁월하다고 할 수 있는 수준이 아니었다. 그러나 그것보다 더 중요한 것은 정신이 제대로 박힌 제조업체라면 소비자와의 소송전을 피하기 위해서라도 가장 엄격한 위생 기준을 적용할 것이다. 또한 상품의 신뢰도를 책임지는 보험 회사의 조사관도 고객인 제조업체의 위생 기록에 심상치 않은 관심을 가질 것이 분명하다. 보험 손해사정인의 기준을 위반하면 보험료 인상이나 계약 철회라는 결과로 이어질 수 있으며, 제조업체는 그 사실을 무시할 만큼 바보가 아니다.

어쨌든 위생 기준 유지·관리 업무를 수행하는 데는 지역 보건 기관만으로도 차고 넘친다. 연방정부의 조사관이 주나 시에 소속된 조사관보다 숙련된 사람들은 아니며, 그렇게 몇 단계에 걸친 조사 기관을 두는 것은 낭비다.

식품·의약품의 오염이나 불순물을 섞는 사건은 분명히 발생할 것이다. 그러나 지금 FDA의 감시 아래서도 비슷한 사건은 일상적으로 일어나고 있다. 이 분야에서 FDA의 기능은 합리적이거나 필수적이라고 할 수 없으며, 아예 뒤로 물러나는 편이 좋을 것이다.

이제 겸손하게 FDA에 레이어트릴 실험 인가를 내 달라고, 살구 씨를 판매하게 해 달라고, 고농도 비타민을 먹게 해 달라고 청원하는 터무니없는 짓은 그만둬야 한다. 어떤 구체적인 금지 사항에 대한 청원도 하지 말아야 한다. FDA에 이런 일을 허가해 달라고 요청하는 것은 고양이에게 생선을 맡기는 꼴이다. FDA가 이 분야에서 실제로 하는 일이 전혀 없다는 사실을 깨달아야 할 때인 것이다. 허락을 받으려는 온순한 태도는 버리고 정신을 똑바로 차려야 한다.

그러면 우리가 원하는 바를 어떻게 성취해야 할까? 영양막세포의 비유로 돌아가서 우리의 첫 번째 임무는 외적 요인인 여론이라는 비타민을 제조하고 주입하는 것이다. 두 번째는 내적 요인인 헌법 보호 체계를 다시 바로 세우는 일이 될 것이다. 여기서 무엇보다 시급히 해결해야 할 일은 법정 싸움이다. 위험한 싸움에 명성과 자기 삶을 내걸고 정부 기관과 용감하게 맞서는 의사와 유통업자들을 법적으로 방어해 줄 길을 찾아야 한다. 하지만 그들을 위한 법정 싸움은 당연히 입지가 좁고 방어적일 수밖에 없다. 이런 모든 사건을 관통하는 기본은 비타민 B17을 사용한 치료가 법을 위반하지 않는다는 사실을 입증하는 것이다.

여기서의 목적은 법을 바꾸는 것이 아니다. 법정에서 법을 바꿀 수는 없으므로 피고를 교도소에서 꺼내는 것이 목적이 되어야 한다. 그러나 이런 사건이 성공적으로 끝난다고 해도 FDA는 여전히 운영될 것이며, 언제고 규정을 더 엄격히 바꿔서 일반법보다 우선하도록 할 것이다. 이 때문에 문제가 해결되었다고 보기는 어렵다. 그 시기가 언제가 되었든 의사와 유통업자들은 다시 수감될 것이다.

궁극적으로는 법이 바뀌어야 한다. 최소한 FDA가 비타민을 법적으로 규제할 수 없도록 하는 구체적인 법안을 목표로 한다. 또 다른 방법은 선택의 권리를 침해당한 암환자들이 FDA의 위헌성에 대해 소송을 제기하는 것이다. 양쪽에서 공격해야 한다. 그리고 궁극적으로는 정부가 우리의 음식, 의료계, 건강에 대해 권력을 행사할 수 있어야 하느냐를 놓고 마지막 전장에 서야 한다. 이 문제를 해결하는 것만이 관련된 다른 많은 문제들의 흐릿한 경계를 뛰어넘어 진정한 승리에 도달할 수 있다. FDA를 폐지하거나 최소한 운영 범위를 제한하기 위해서는 법안이나 헌법을 개정해야 하며, 동시에 양쪽 모두를 추구해야 한다.

헌법을 수정하자는 의견은 극단적으로 들릴 수 있지만, 사실 꼭 그런 것은 아니다. 필라델피아의 벤자민 러시Benjamin Rush 박사는 일찍이 헌법 1차 수정안을 작성할 때 '의료행위의 자유'를 포함해야 한다고 동료들을 설득했다. 그는 독립선언서에 서명한 사람 중 하나로, 대륙 회의의 일원이었고, 미국 육군 의무감이었다. 아마도 그 시대에 가장 중요한 의사였다고 할 수 있을 것이다. 다음은 그가 썼던 글이다.

"우리가 헌법에 의료행위의 자유를 포함시키지 않으면 의학이 자유 국가의 탈을 쓴 독재 정권에 들어가는 날이 올 것이다. 특정 계급의 인간에게 치료의 기술을 제한하고, 그들을 제외한 시민들에게 동일한 권리를 제안하는 것은 의학의 감옥과 같다. 그런 법은 미국답지 않고 전제적이며, 공화국에서는 있을 수 없는 일이다. 우리 공화국의 헌법은 의료행위의 자유를 종교의 자유와 마찬가지로 특별히 보장해야 한다."

지금 이 순간을 살아가고 있는 인간의 수는 현 세기가 오기 전까지 태어났던 모든 인간의 수보다도 많다. 러시 박사의 충고에 귀를 기울이지 않는다면, 의료행위의 자유가 권리장전에서 보장하는 다른 자유와 동등한 중요성을 갖는다는 것을 알지 못한다면 이 세기가 끝나기 전에 암으로 죽는 사람의 수는 현 세기 이전에 살았던 모든 인간의 수보다 많아질 것이다. 암에 대한 해결책이 발견되고, 과학적 기록으로 남겨진 현 세기에도 암으로 인한 죽음은 계속될 것이다.

또한 앞으로도 의료행위의 자유에 대한 논란은 더욱 격화될 것이다. 또 그래야 한다. 의료 기관과 언론에 의해 정직한 사람의 명성이 더럽혀지고, 훌륭한 벤처기업이 몰락할 것이다. 이것도 받아들일 수 있다. 무고한 사람들이 부패하거나 협박을 당한 판사들 앞에서 재판을 받고 감옥에 들어갈 것이다. 분해서 미칠 것 같아도 어쩔 수 없다. 이 싸움을 하느냐 마느냐는 우리의 선택지 밖에 있다. 우리가 가지고 있는 선택지는 이 싸움에서 저항하느냐 마느냐 뿐이다. 우리가 가진 모든 힘으로 맞서 싸우느냐, 아니면 굴복해서 사라지느냐다. 그렇다. 전쟁은 암울하지만 우리는 승리할 수 있다. 상대의 힘에 겁을 먹어서는 안 된다. 하지만 우리는 실패하지 않을 것이다. 누군가는 관료주의에 맞서야 하며, 바로 우리가 그 '누군가'이다.

　당신과 당신의 가족은 암으로부터 안전해질 수 있다. 하지만 그것은 다른 누군가가 당신이 이 사실을 알게 되기까지 목숨을 걸고 노력했기 때문이다. 당신이 다른 사람들을 위해 해야 할 일은 그에 비하면 작은 것이다.

　이 거대한 계획에 동참해 달라. 이를 개인적인 성전聖戰으로 생각해 달라. 암 치료뿐만 아니라, 인간 활동의 모든 영역에서 얻게 될 선택의 자유를 위해 헌신하라. 일단 우리 등에 올라타고 있는 정부가 떠나면 모든 일이 가능해진다. 생물학적인, 정치적인 영양막세포의 종양을 함께 정복하고, 인간은 마침내 자신의 생존권인 건강과 자유세계를 물려받게 될 것이다. 암 없는 세상을…….

암세포 저격수 비타민 B17

초판 1쇄 발행 2018년 3월 30일

지은이 G. 에드워드 그리핀
옮긴이 석혜미
펴낸이 김우연, 계명훈
편집 손일수
마케팅 함송이
경영지원 이보혜
디자인 디자인올

펴낸 곳 for book
주소 서울시 마포구 공덕동 105-219 정화빌딩 3층
판매 문의 02-753-2700(에디터)
인쇄 RHK홀딩스
출판 등록 2005년 8월 5일 제2-4209호

값 15,000원
ISBN 979-11-5900-043-0 (13510)

본 저작물은 for book에서 저작권자와의 계약에 따라 발행한 것이므로
본사의 허락 없이는 어떠한 형태나 수단으로도 이 책의 내용을 이용할 수 없습니다.

* 이 책은 『암 없는 세상』을 개정한 보급판입니다.
* 잘못된 책은 바꾸어드립니다.